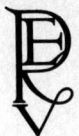

rororo sport
Herausgegeben von Bernd Gottwald

Elmar Trunz/Jürgen Freiwald
Peter Konrad

Fit durch Muskeltraining

37 Trainingstafeln für Kräftigung und Dehnung

Mit Abbildungen
von Matthias Wagner

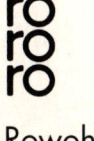

Rowohlt

21.–23. Tausend April 1999

Originalausgabe
Veröffentlicht im Rowohlt Taschenbuch Verlag GmbH,
Reinbek bei Hamburg, November 1992
Copyright © 1992 by Rowohlt Taschenbuch Verlag GmbH,
Reinbek bei Hamburg
Redaktionsassistenz Sven Brouwers
Dem Praxisteil des Buches liegen die Übungstafeln des
DVGS (Deutscher Verband für Gesundheitssport und
Sporttherapie e.V.) zugrunde.
Diese werden vertrieben von Horn Druck & Verlag, Bruchsal
Umschlaggestaltung Peter Wippermann/Jürgen Kaffer
(Illustration: Matthias Wagner)
Layout Angelika Weinert
Fotos Horst Lichte
Satz Times und Futura PostScript Linotype Library, PM 4.01
Jung Satzcentrum GmbH, Lahnau
Druck und Bindung Clausen & Bosse, Leck
Printed in Germany
ISBN 3 499 18611 X

Inhalt

Vorwort   9

Einführung   13

**Das D-K-D-Prinzip:
Dehnen – Kräftigen – Dehnen   17**

Wie funktioniert das D-K-D-Muskeltraining?   21
  Dehnung   21
  Kräftigung   23
Das D-K-D-Training auf einen Blick   26
Das D-K-D-Prinzip als Teil eines
komplexen Fitness-Trainings   28

Aufbau der Übungen   33

Individuelle Übungsauswahl
nach dem 3-Stufen-Modell   38

Die Übungen   39

1– 8	**Beinmuskulatur 41**
9–16	**Hüft- und Gesäßmuskulatur 59**
17–21	**Bauch- und**
	untere Rückenmuskulatur 77
22–26	**Obere Rückenmuskulatur 89**
27–31	**Brustmuskulatur 101**
32–37	**Schulter-, Nacken-**
	und Armmuskulatur 113

Was man über das Trainieren wissen sollte 127

Beweglichkeitstraining 127
Krafttraining 128
23 Tips zum Muskeltraining 132
Mehrsatz- und Circuittraining 134

Gerätetypen 135

Übersicht 135
Was müssen Trainingsgeräte leisten? 138

Arbeiten mit Trainingsplänen 140

Muskeltraining für Fitness-Einsteiger 142
D-K-D-Muskeltraining für aktive Fitness-Sportler 144

Programme 147

Dehnprogramm nach dem Ausdauertraining 148
Circuit-Variationsprogramm 150
Basis-Dehnprogramm 152

Literaturhinweise 153
Die Autoren 156

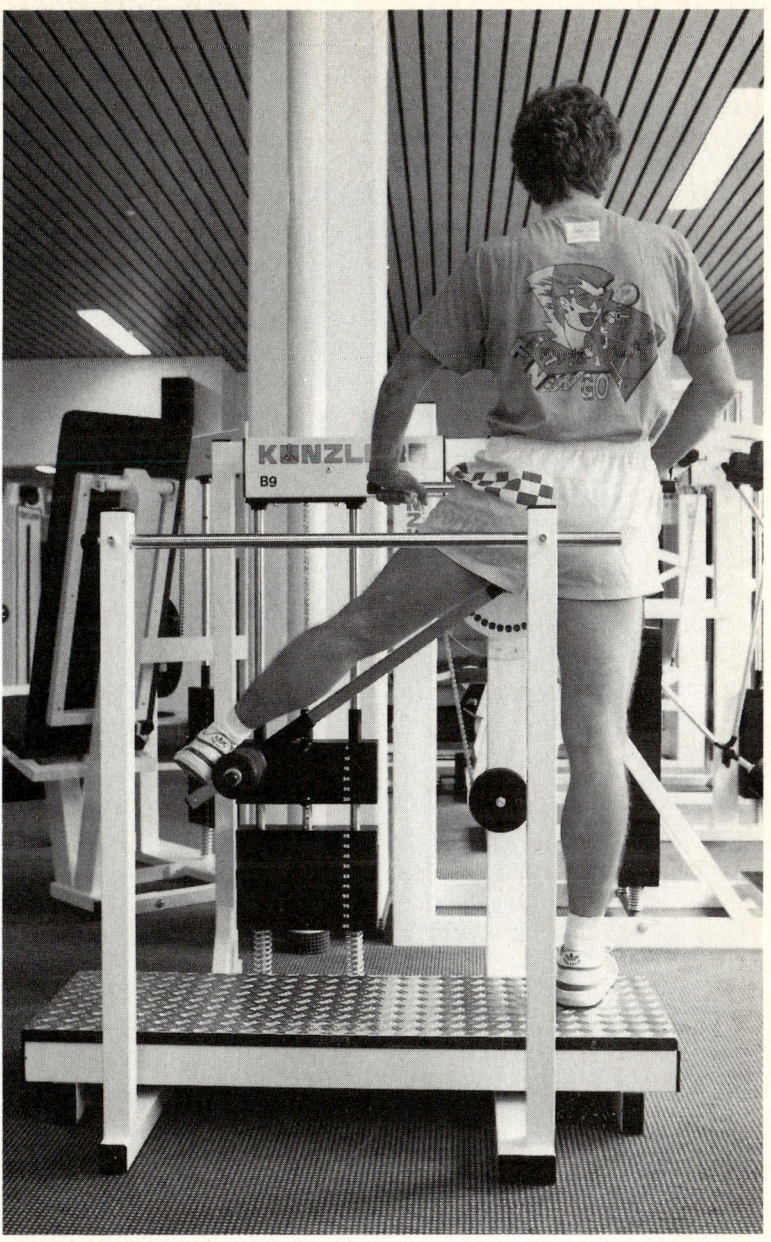

Vorwort

Fitness, Fitsein und Fitnesstraining sind längst nicht mehr nur Mode-
erscheinungen oder die Zauberformel für sportliche Höchstleistungen.
Im Gegenteil!
Im Zeitalter des technischen Fortschritts und des hiermit einhergehenden
Bewegungsmangels muß ein gezieltes Fitness- bzw. Muskeltraining,
insbesondere auch für «Nichtsportler» und für viele Rehabilitanden, als
eine der tragenden Säulen zur Aufrechterhaltung bzw. Wiederherstellung
eines psychophysischen Gleichgewichts, also für Fitness, Gesundheit und
Wohlbefinden, betrachtet werden.

Fit durch Muskeltraining ist kein Buch, das zum erstenmal eine völlig
neue Thematik aufgreift. Im Gegensatz zu den meisten Autoren machen
sich die im Freizeit- und Leistungssport sowie in Prävention und Rehabilitation erfahrenen Autoren die Erfahrung und Erkenntnis zunutze,
daß Einseitigkeit nur wenig mit Funktionalität zu tun hat und daß
Muskelkraft immer nur die eine Seite eines auf Fitness ausgerichteten
Muskeltrainings sein kann.
Das hier dargestellte Trainingskonzept «Dehnen – Kräftigen – Dehnen»
berücksichtigt die Qualitäten Kraft und Beweglichkeit gleichermaßen.

Fit durch Muskeltraining stellt also weder neue Dogmen noch zweifelhafte
Theorien vor, sondern ist vor allem um praxisrelevante Empfehlungen für
ein effektives und ganzheitliches Muskeltraining vor dem Hintergrund
sportwissenschaftlicher und sportpraktischer Erkenntnisse bemüht.

Das vorliegende Buch ist somit besonders empfehlenswert für alle Freizeit-, Fitness- und Leistungssportler. Es liefert darüber hinaus Trainern eine wertvolle Hilfe, die ein effizientes Konzept für ein gezieltes Muskeltraining brauchen. Der Nutzen für den Trainierenden wird für die Autoren die beste Bestätigung für ihr Erfolgskonzept sein.

Köln, Juni 1992

Dr. Dieter Lagerstrøm

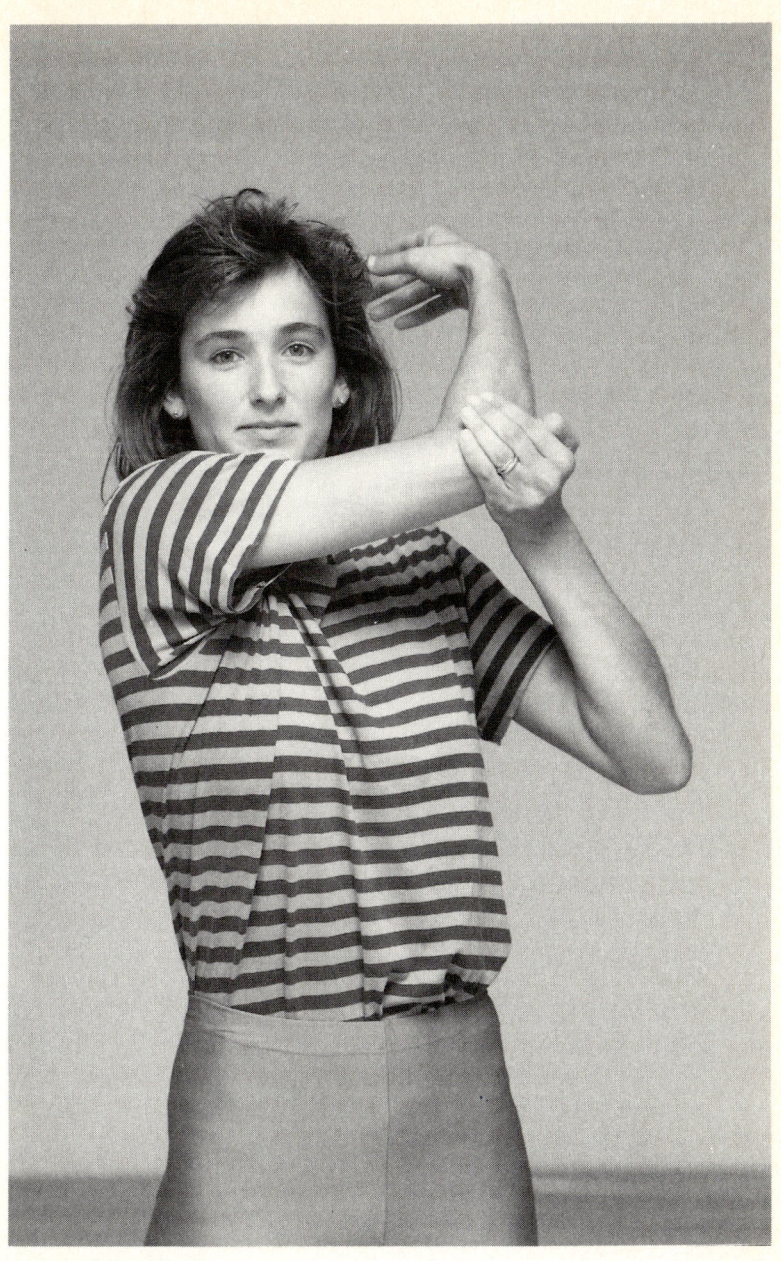

Einführung

Gesundheit, gutes Aussehen, Wohlbefinden und kommunikatives Frei-
zeiterleben stehen ganz oben auf der Wunschliste der Menschen. Körperliche und geistige Fitness sind Voraussetzungen für Erfolg und soziale
Anerkennung.
Es gilt heute als unbestritten, daß gezieltes Fitness-Training die Gesundheit fördert und erhält, sofern sportwissenschaftlich anerkannte Trai-
ningskonzepte zum Einsatz kommen und qualifiziert umgesetzt werden.

Einem *funktionellen Muskeltraining* kommt im Rahmen eines komplexen
Fitness-Trainings neben dem Herz-Kreislauf-Training eine zentrale
Bedeutung zu.
Im Gegensatz zu manchen Trainingskonzepten, die auf einen reinen
«Kraftaufbau» oder «Muskelaufbau» abzielen, was oft ohne Beachtung
der Beweglichkeit und teilweise auch auf deren Kosten geschieht, be-
rücksichtigt das Konzept *Dehnen – Kräftigen – Dehnen (D-K-D-Prinzip)*
gleichermaßen Kraft und Beweglichkeit.
Da innerhalb der Muskeltrainingsangebote in Studios, Vereinen, Hotels,
Olympiastützpunkten und Rehabilitationszentren das apparative Training nach wie vor im Vordergrund steht, orientieren sich die Übungen
und Programmbeispiele am Einsatz von Krafttrainingsgeräten.

Dieses Buch soll zum einen als Leitfaden und als Anregung für Trainer
des Fitness- und Gesundheitssports dienen. Es soll jedoch zum anderen
auch den Fitness-Sportler in die Lage versetzen, geeignete Trainings-
angebote bewußt auszuwählen sowie individuelle Muskeltrainingspro-
gramme eigenständig zu planen und umzusetzen.

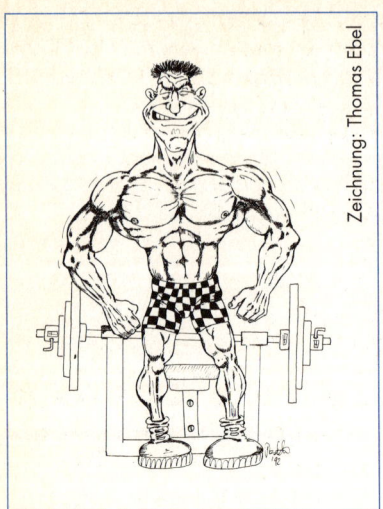

Zeichnung: Thomas Ebel

Die Fitness-Sportler unter Ihnen haben folgende Situation sicherlich auch schon «fasziniert» beobachten können:
Der Fitness-Athlet kriecht mit stolzgeschwelltem Brustmuskel und übermäßig weit nach vorn gezogenen Schultern unter der Hantelstange hervor.

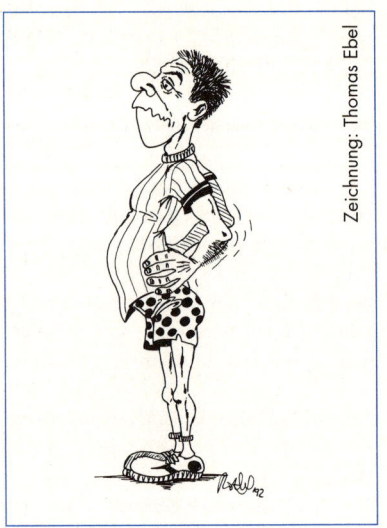

Zeichnung: Thomas Ebel

Oder Sie kennen als Fitness-Einsteiger das unangenehme Ziehen im unteren Rückenbereich unmittelbar nach einer gutgemeinten Kräftigungsübung für die Rückenmuskeln, meist verbunden mit einem starken Hohlkreuz.

In beiden Fällen wurde mißachtet, daß der jeweilige Muskel als Antwort auf die Kräftigungsübung auch mit einer *Muskelverkürzung* (Kontraktionsrückstand) reagieren kann, die langfristig zu einer Beweglichkeitseinschränkung und zu einer negativen Beeinflussung der Gelenkfunktionen sowie der Körperhaltung führen kann.
Die Wirkung ist um so nachteiliger, wenn die zu trainierenden Muskelbereiche bereits verkürzt sind und sich die Bewegungseinschränkung durch ein einseitig durchgeführtes Krafttraining weiter verstärkt.
Diese vor allem aus orthopädischer Sicht unerwünschten möglichen Begleiteffekte eines einseitigen Krafttrainings sind deshalb nicht als «Schönheitsfehler» abzutun, weil sie ein erhebliches Schädigungspotential in sich bergen.

Dic Problematik betrifft nicht nur den Hobbysportler, der seine allgemeine Fitness verbessern bzw. erhalten will, sondern ganz maßgeblich auch den Leistungssportler, der durch ein gezieltes Ausgleichs- oder Ergänzungstraining seine Leistungsfähigkeit optimieren will.
Doch trainingsbedingte Verkürzungseffekte müssen nicht sein, denn

❏ **ein gut trainierter Muskel ist kräftig *und* dehnfähig.**

Der Organismus und insbesondere die Muskulatur müssen durch gezielte Maßnahmen auf die Belastung vorbereitet werden, damit optimale Trainingsresultate erzielt werden können und Verletzungsgefahren vermieden werden.
Im Mittelpunkt dieses Buches steht deshalb das **D-K-D-Muskeltrainingskonzept** (Dehnen – Kräftigen – Dehnen), das Kraft und Beweglichkeit gleichermaßen trainiert und das Sie sicher und schonend an Ihr Trainingsziel führt.

D Spezifische Dehnübungen zur Vorbereitung der Muskulatur auf die bevorstehende Kräftigungsübung

K Kräftigungsübung zur Verbesserung der Muskelkraft

D Spezifische Dehnübungen zur Erhaltung und Verbesserung der Beweglichkeit

Worauf dieses Trainingsprinzip basiert, wie es aufgebaut ist und wie es sich individuell umsetzen läßt, wird im Folgenden beschrieben und anhand von Praxisbeispielen erläutert.
Im Hauptteil des Buches finden Sie eine Übersicht der wichtigsten Muskeltrainingsübungen, denen jeweils gezielte Dehnübungen zugeordnet sind.
Als weitergehende Information und zur Vertiefung der Zusammenhänge werden anschließend die wichtigsten Grundlagen des Muskeltrainings, insbesondere der Bereiche Kräftigung und Dehnung, dargestellt. Zusätzlich finden Sie eine Übersicht verschiedener Typen von Muskeltrainingsgeräten, die Sie mit wichtigen Details zum Training an Geräten vertraut machen.
Im Kapitel «Programme», S. 147ff, sind Trainingsvorschläge und Programmbeispiele aufgeführt, die Ihnen entsprechend Ihren Trainingszielen das Muskeltraining nach dem D-K-D-Prinzip erleichtern.

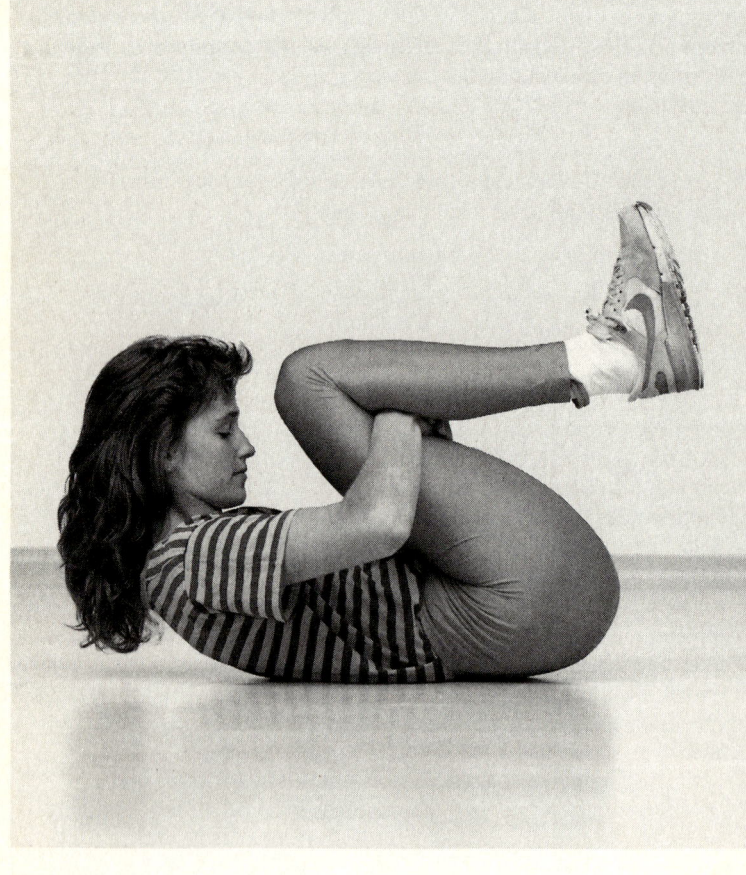

Das D-K-D-Prinzip:
Dehnen – Kräftigen – Dehnen

Das D-K-D-Muskeltrainingsprinzip berücksichtigt die Komponenten Kraft und Beweglichkeit in adäquater Weise. Das bedeutet konkret, daß sich bei dieser Methode das Training einer bestimmten Muskelgruppe stets aus aufeinander abgestimmten Kräftigungs- und Dehnübungen zusammensetzt.

– **D** – **Dehnungsübungen vor den Kräftigungsübungen** bereiten die Muskulatur auf die Belastung vor. Sie sorgen für eine gesteigerte Durchblutung der Muskeln und erweitern die Beweglichkeit. Die Dehnungsübungen sind auch ein Selbsttest, ob Sie sich in einem trainingsbereiten Zustand befinden. Schmerzen oder akute Bewegungseinschränkungen werden hier deutlich wahrnehmbar.

– **K** – **Kräftigungsübungen** in Verbindung mit Dehnübungen verbessern die neuromuskuläre Leistungsfähigkeit, stabilisieren die Gelenke und die Gelenkbewegungen.

– **D** – **Dehnungsübungen unmittelbar nach der Kräftigung** beseitigen die Kontraktionsrückstände (nach der Kräftigung zurückbleibende Muskelverkürzungen), normalisieren den Spannungszustand der Muskulatur (Muskeltonus) und dienen insgesamt der Beweglichkeitserhaltung. Außerdem sorgen sie bei korrekter Anwendung für eine schnelle Regeneration und fördern damit den Trainingseffekt.

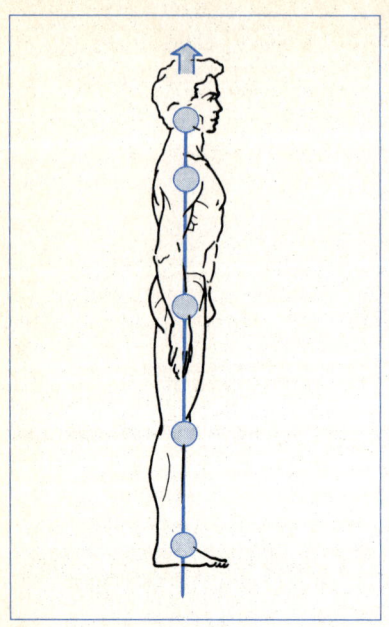

Übergeordnetes Trainingsziel im Rahmen eines funktionellen Muskeltrainings ist die *gesunde Haltung* (Abb. links). Sie ist das Ergebnis eines ausgewogenen Kräfteverhältnisses der einzelnen Muskelgruppen untereinander sowie einer ausgeglichenen Relation von Kraft und Beweglichkeit.

Dieses muskuläre Gleichgewicht ist oftmals gestört. Zur Erklärung dieser Erscheinungen spielen sowohl anlagebedingte als auch erworbene Faktoren eine wichtige Rolle.

Je nach Funktion und Faserzusammensetzung der Muskulatur läßt sich unterscheiden in
– phasische, überwiegend mit Bewegungsaufgaben betraute Muskeln, und
– tonische, überwiegend mit Halteaufgaben betraute Muskeln.

Während die phasischen Muskeln zur Abschwächung tendieren, neigen die besonders für die Körperhaltung wichtigen tonischen Muskeln zur Verkürzung.
Diese allgemeinen Tendenzen können durch einseitige Tätigkeiten des Alltags wie Sitzen oder durch einseitige Belastungsformen innerhalb bestimmter Sportarten begünstigt werden.
Eine Verkürzung der Hüftbeugemuskulatur (überwiegend tonisch) ist deshalb sowohl beim «Sitzmenschen» als auch beispielsweise beim Fußballspieler häufig anzutreffen.
Die Bauchmuskulatur befindet sich im Gegensatz zur Hüftbeugemuskulatur ohne gezieltes Training meist in einem abgeschwächten Zustand mit reduzierter Grundspannung.
Die Tabellen rechts fassen die von diesen gegensätzlichen Mechanismen hauptsächlich betroffenen Muskelgruppen zusammen.

Zur Verkürzung neigende Muskulatur

Trapezförmiger Schultermuskel (m. trapezius), absteigender Anteil
Brustmuskulatur (m. pectoralis)
Rückenstrecker im Lenden- und Halsbereich (m. erector spinae)
Hüftbeugemuskulatur (m. iliopsoas)
Beinanzieher (mm. adductores)
Gerader Oberschenkelmuskel (m. rectus femoris)
Hintere Oberschenkelmuskulatur (mm. ischiocrurales)
Wadenmuskulatur (m. gastrocnemius, m. soleus)

Zur Abschwächung neigende Muskulatur

Vordere Halsmuskulatur
Rautenmuskulatur (mm. rhomboidei)
Vorderer Sägemuskel (m. serratus anterior)
Rückenstrecker, im Brustwirbelsäulenbereich (m. erector spinae)
Gesäßmuskulatur (m. glutaei)
Bauchmuskulatur (m. rectus abdominis, mm. obliquii abdominis)
Kniegelenkstrecker (m. vastus medialis, intermedius, lateralis)
Vordere Schienbeinmuskulatur (m. tibialis anterior)
Fußmuskulatur

Da unsere Haltung primär durch die Muskulatur bzw. deren Funktions-
zustand bestimmt wird, müssen diese Mechanismen bei der Trainings-
planung und -durchführung berücksichtigt werden.
Ein falsch geplantes Training kann durch einseitige Kraftbeanspruchung
muskuläre Ungleichgewichte (Dysbalancen) verursachen bzw. weiter
verstärken.
Um Dysbalancen im Einzelfall identifizieren zu können, ist es ratsam, vor
Beginn eines Fitness-Trainings von fachkundiger Seite einen «Check-up»
durchführen zu lassen, der u. a. eine Haltungsinspektion sowie *Muskel-
funktionstests* beinhaltet.

Ein regelmäßiges Muskeltraining nach dem D-K-D-Prinzip hat sich in der
Praxis unter den oben dargestellten Aspekten als effizient erwiesen, wie
durch wissenschaftliche Untersuchungen u. a. auch im Rehabilitationssport nachgewiesen werden konnte (Abb. S. 20).

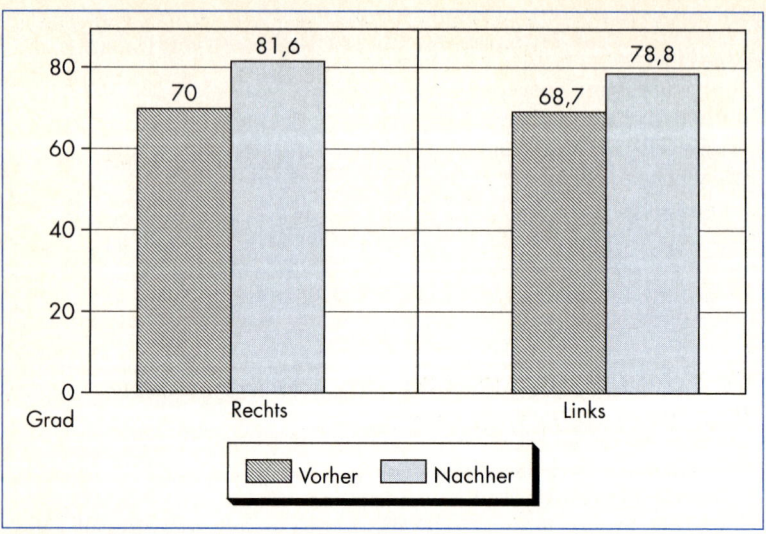

Flexibilitätsmessungen vor und nach einem einjährigen Training nach dem D-K-D-Prinzip ergaben parallel zu deutlichen Kraftgewinnen auch hochsignifikante Verbesserungen der Beweglichkeit, wie hier stellvertretend am Beispiel der hinteren Oberschenkelmuskulatur (Ischiocruralmuskulatur) gezeigt werden kann (TÖNNES/ GLASMACHER 1992). Die ursprünglichen Muskelverkürzungen konnten im Trainingsverlauf weitestgehend beseitigt, die Beweglichkeit deutlich verbessert werden (die Normalbeweglichkeit beträgt beim Test nach KENDALL/MCCREARY 1988 80°).

Durch die Anwendung des D-K-D-Prinzips läßt sich mit relativ einfachen Mitteln ein ausgewogenes Verhältnis zwischen einer kräftigen, leistungsfähigen Muskulatur und einer guten Beweglichkeit erzielen, durch die die volle individuelle Bewegungsamplitude des Gelenks genutzt werden kann (Abb. rechts).

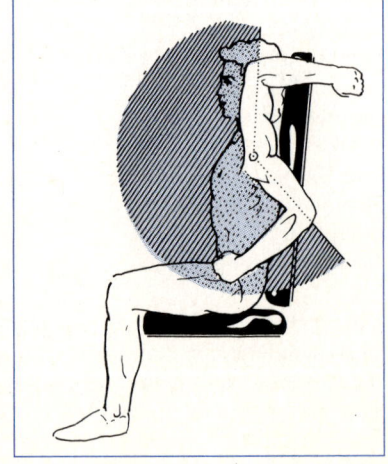

Muskeltraining über die
gesamte Bewegungsamplitude

Zusammenfassend betrachtet, lassen sich durch ein Training nach dem
D-K-D-Prinzip insbesondere

- die Leistungsfähigkeit verbessern,
- Muskeldysbalancen verhindern, reduzieren oder beseitigen,
- die Körperhaltung und die Figur verbessern,
- die Gelenke entlasten und vor Beschwerden bewahren.

Wie funktioniert das D-K-D-Muskeltraining?

Dehnung

Im Hinblick auf Sicherheit und Effizienz wird für den Gesundheitssport
die *gehaltene Dehntechnik* empfohlen. Achten Sie besonders auf eine
technisch korrekte Durchführung der Übungen, orientieren Sie sich an
folgenden Kriterien:

- Führen Sie die Dehnübungen vor und nach den jeweiligen
  Kräftigungsübungen durch.
- Steigern Sie die Dehnung langsam und gleichmäßig bis zu einem
  Bereich, in dem Sie ein deutliches Muskelspannungsgefühl, jedoch
  keinen Schmerz verspüren. Verharren Sie in dieser Position über
  3 bis 5 Atemzüge.
- Atmen Sie ruhig und gleichmäßig, intensivieren Sie die Dehnung
  in der Phase der Ausatmung.

Dehnung vor der Kräftigung
Das vorbereitende Dehnen sollte weniger intensiv als das nachberei-
tende Dehnen ausfallen. Es dient in erster Linie der Entwicklung eines
«Muskelgefühls» sowie der Einstimmung auf die Beanspruchung,
weniger der Steigerung der Beweglichkeit.

Dehnung nach der Kräftigung

Dehnen Sie nach der Kräftigung so weit, daß Sie mindestens das Ausgangsniveau (vor Beginn der Kräftigung) Ihrer Beweglichkeit wiedererlangen.

**Dehnung innerhalb des Muskeltrainings
nach dem Mehrsatz-Prinzip**

Beim Muskeltraining nach dem Mehrsatz-Prinzip werden mehrere Serien (Sätze) einer Kräftigungsübung nacheinander durchgeführt. Dazwischen müssen Satzpausen (2–5 Minuten) eingehalten werden. Bei dieser Organisationsform lassen sich die Dehnübungen an den einzelnen Stationen zur aktiven Pausengestaltung nutzen. Ähnlich wie beim vorbereitenden Dehnen, sollte auch zwischen den einzelnen Sätzen weniger intensiv gedehnt werden. Der Schwerpunkt des Dehnens sollte jeweils nach der Absolvierung des letzten Satzes eines jeden Gerätes liegen.

Dehnung innerhalb des Circuit-Trainings

Beim Circuit-Training wird nach jeder Übungsserie zügig zum nächsten Gerät gewechselt. Dabei können mehrere Rundgänge (Circuits) durchgeführt werden. Die Dehnübungen lassen sich auch hier hervorragend mit der Kräftigung kombinieren, in Form von kurzen aktiven Pausen.
Als Variante finden Sie auf den Seiten 150/151 ein Circuit-Programm, bei dem die vor- und nachbereitenden Dehnübungen als Programmblöcke das Krafttraining an den Geräten einrahmen.

Wie oft sollten Sie dehnen?

Die Wiederholungszahl der einzelnen Dehnübungen richtet sich individuell nach der Beweglichkeit, dem Trainingsziel und dem Umfang des gesamten Trainingspensums. Wie bei der Kräftigung, gilt auch hier der Grundsatz «Qualität vor Quantität». Das D-K-D-Prinzip geht davon aus, daß die einmalige, konzentrierte Durchführung von Dehnübungen pro Muskelgruppe zur *Erhaltung* der Beweglichkeit ausreicht.
Die Reduzierung bzw. Beseitigung von dauerhaft bestehenden Verkürzungen erfordert jedoch eine zwei- bis fünfmalige Wiederholung der Übung(en) im Rahmen eines separaten Beweglichkeitstrainings.

Dehnung nach hochintensiven Trainingseinheiten?

Unmittelbar auf ein hochintensives Muskeltraining, verbunden mit einer hohen Übersäuerung der Muskulatur, sollten keine gehaltenen Dehnübungen eingesetzt werden. Erst nach einer Regenerationsphase, die mit leichten Bewegungsübungen (Fahrrad, Laufband) unterstützt werden kann (5–15 Minuten), sollte wie beschrieben gedehnt werden.

Was sollten Sie sonst noch beachten?

Zur Durchführung dieses Trainingskonzepts sind abgesehen von den Muskeltrainingsgeräten keine besonderen räumlichen oder apparativen Voraussetzungen erforderlich. Die meisten Dehnübungen können im Stehen – teilweise unter Einbeziehung der Geräte als Stütze oder Widerstand – durchgeführt werden. Für die Übungen im Sitzen, Knien oder im Liegen ist ein Teppichboden oder eine Gymnastikmatte gut geeignet (bitte grundsätzlich ein Handtuch unterlegen). Dehnen Sie stets im aufgewärmten Zustand, und achten Sie auf eine funktionelle, bequeme Kleidung.

> Gönnen Sie sich für das Muskeltraining Ruhe, und nutzen Sie die Gelegenheit zum «Abschalten». Lassen Sie sich von den Reaktionen und den Signalen Ihres Körpers leiten. Dadurch steigern Sie nicht nur Ihren Trainingseffekt, sondern Sie verbessern darüber hinaus Ihr Körpergefühl.

Kräftigung

Im Gesundheitssport haben sich sowohl für «Fitness-Einsteiger» als auch für «aktive Fitness-Sportler» folgende übergeordnete Empfehlungen bewährt:

> – Beachten Sie die Angaben Ihres individuellen Trainingsplanes
> – Führen Sie das Gewicht mit gleichmäßiger Geschwindigkeit und kontrolliert, vermeiden Sie Ausweichbewegungen
> – Atmen Sie bei betontem Krafteinsatz aus, vermeiden Sie Preßatmung
> – Bei Unwohlsein reduzieren Sie die Belastung, oder brechen Sie das Training ab.

Das Kräftigungsprogramm kann entweder als Mehrsatztraining oder als Circuit-Training (vgl. S. 134) durchgeführt werden.

Wie finde ich das richtige Trainingsgewicht?

Zur Bestimmung der Intensität bzw. des Trainingsgewichtes sind nicht unbedingt Tests mit maximalem Krafteinsatz (Maximaltests) erforderlich, die ja gerade beim Fitness-Einsteiger bereits eine Überlastung bedeuten können.

In der Praxis hat sich der Einsatz der RPE-Skala (Rate of Perceived Exertion) bewährt, die den subjektiv empfundenen Anstrengungsgrad anhand einer standardisierten Skala charakterisiert (Abb. rechts).

Wärmen Sie sich gründlich auf, und führen Sie die spezielle, auf die jeweilige Kräftigungsübung bezogene Dehnübung durch.

Beginnen Sie – nachdem Sie sich mit der Bedienung des Gerätes vertraut gemacht haben – mit einigen Bewegungen ohne Gewichtslast, um zuerst den korrekten Bewegungsablauf zu erlernen.

Wählen Sie als **Fitness-Einsteiger** ein Gewicht, das Sie als leicht empfinden. Führen Sie 15 Wiederholungen durch. Das Gewicht ist richtig, wenn Sie die Beanspruchung nach der letzten Wiederholung als «etwas anstrengend» einstufen (RPE 13–14). Wenn Sie deutlich über oder unter dem anzustrebenden Wert liegen, dann korrigieren Sie bitte das Gewicht.

Wählen Sie als **aktiver Fitness-Sportler** das Gewicht so, daß Sie die Beanspruchung nach der 12. Wiederholung als «anstrengend» empfinden (RPE 15–16).

6	
7	**Sehr, sehr leicht**
8	
9	**Sehr leicht**
10	
11	**Recht leicht**
12	
13	**Etwas anstrengend**
14	
15	**Anstrengend**
16	
17	**Sehr anstrengend**
18	
19	**Sehr, sehr**
	anstrengend
20	

RPE-Skala (BORG 1970, aus FREIWALD 1991)

Testen Sie auf diese Weise an jedem Gerät Ihr individuelles Trainingsgewicht aus, notieren Sie die Werte.

Orientieren Sie sich beim Trainieren also stets an Ihrer Intensitäts-Obergrenze (RPE 13–14 bzw. 15–16). Je nach Tagesform kann es deshalb vorkommen, daß Sie manche Übungen schon vor der 15. bzw. 12. Wiederholung beenden sollten.

Sie können die Gewichte mit wachsender Trainingserfahrung dann erhöhen, wenn Sie an drei aufeinanderfolgenden Trainingseinheiten die Intensität als deutlich geringer einstufen. Zur Bestimmung des neuen Trainingsgewichts verfahren Sie wieder nach der bewährten Methode.

Gestaltung der Trainingsprogramme

Beim Training gelten für *Fitness-Einsteiger* nach einer allgemeinen Vorbereitungsphase durch gymnastische Übungen und erfolgter Gewöhnung an die Geräte folgende Kriterien:

- Wählen Sie ein langsames, kontrolliertes Bewegungstempo
- Führen Sie 10–15 Wiederholungen pro Serie durch
- Führen Sie 1–2 Sätze pro Gerät/Übung mit 2 Minuten Satzpause oder 1–2 Circuits durch
- Orientieren Sie Ihre Belastung jeweils an der letzten Wiederholung, die anhand der RPE-Skala als «etwas anstrengend» (RPE 13–14) eingeschätzt werden sollte
- Begrenzen Sie anfangs die Anzahl der eingesetzten Geräte/ Übungen auf 6–8

Aktive Fitness-Sportler sollten sich beim Training an folgenden Eckdaten orientieren:

- Wählen Sie ein zügiges, kontrolliert-dynamisches Bewegungstempo
- Führen Sie 8–12 Wiederholungen pro Serie durch
- Führen Sie 2–4 Sätze pro Gerät/Übung mit 90 Sekunden Satzpause oder 2–4 Circuits durch
- Orientieren Sie Ihre Belastung jeweils an der letzten Wiederholung, die anhand der RPE-Skala als «anstrengend» (RPE 15–16) eingeschätzt werden sollte
- Setzen Sie je nach Anzahl der Sätze/Circuits 8–12 Geräte/ Übungen ein

Detaillierte Trainingsbeispiele sowohl für Fitness-Einsteiger als auch für aktive Fitness-Sportler finden Sie S. 140–145.

Das D-K-D-Training
auf einen Blick

Ein gut trainierter Muskel ist kräftig und dehnfähig, deshalb

| Dehnen | – | Kräftigen | – | Dehnen |

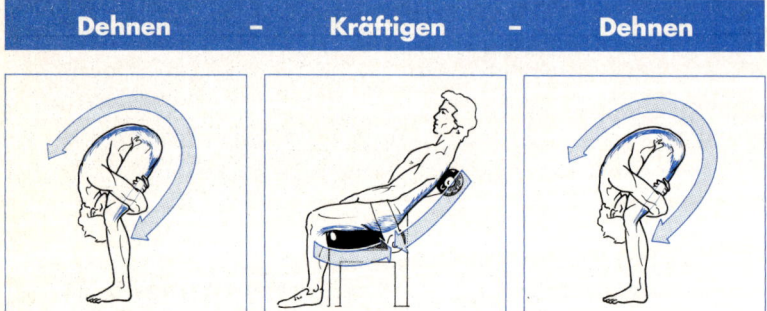

Kombinierte Kräftigung und Dehnung des Rückenstreckers

**Regelmäßiges, korrekt durch-
geführtes Muskeltraining nach
dem D-K-D-Prinzip**

- Verbessert die Haltung und damit
  Ihre Figur
- Steigert Ihre muskuläre Leistungs-
  fähigkeit
- Verhindert, reduziert bzw. beseitigt
  muskuläre Dysbalancen
- Entlastet die Gelenke und beugt
  Gelenkbeschwerden vor
- Reduziert die Verletzungsgefahr

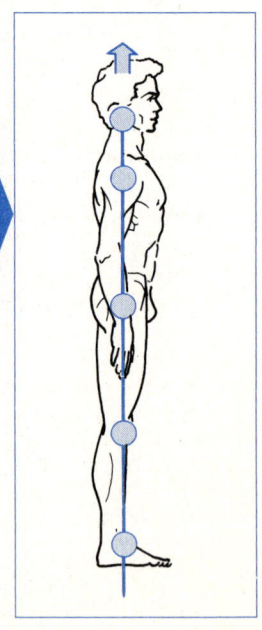

Dehnungsübungen *vor* den Kräftigungsübungen dienen der Vorbereitung und der Einstimmung auf die bevorstehende Beanspruchung

 Gezielte **Kräftigungsübungen** steigern die neuromuskuläre Leistungsfähigkeit, stabilisieren die Gelenke und die Gelenkbewegungen

 Dehnungsübungen *nach* Kräftigungsübungen beseitigen Kontraktionsrückstände und normalisieren den Spannungszustand der Muskulatur

Hinweise zur Kräftigung	Hinweise zur Dehnung
❑ Beachten Sie die Angaben Ihres individuellen Trainingsplanes	❑ Führen Sie die jeweiligen Dehnübungen vor- und nachbereitend zu den Kraftübungen durch
❑ Führen Sie das Gewicht mit gleichmäßiger und kontrollierter Bewegungsgeschwindigkeit	❑ Steigern Sie die Dehnung langsam und gleichmäßig bis zu einem Bereich, in dem Sie ein deutliches Muskelspannungsgefühl, jedoch keinen Schmerz verspüren.
❑ Vermeiden Sie Ausweichbewegungen	
❑ Atmen Sie bei betontem Krafteinsatz aus, vermeiden Sie Preßatmung	❑ Verharren Sie in dieser Position über 3–5 Atemzüge, atmen Sie ruhig und gleichmäßig
❑ Nehmen Sie alle Arten von Unwohlsein sensibel wahr. Reduzieren Sie die Belastung, oder brechen Sie das Training ab	❑ Intensivieren Sie die Dehnung in der Ausatemphase

Das D-K-D-Prinzip als Teil eines komplexen Fitness-Trainings

Das Muskeltraining nach der D-K-D-Methode findet in der Regel nicht isoliert, sondern im Rahmen eines komplexen, ganzheitlich orientierten Fitness-Programmes statt.
Ein komplexes Trainingsprogramm zielt auf die Verbesserung aller motorischen Fähigkeiten ab und beinhaltet deshalb neben Kräftigungs- und Dehnungsübungen auch Elemente zur Steigerung der Schnelligkeit, Koordination und vor allem der Ausdauerleistungsfähigkeit. Es umfaßt zudem eine umfassende Aufwärmphase wie eine Abwärmphase zum Abschluß des Trainings.

Die **Aufwärmphase** ermöglicht eine allmähliche Umstellung des Organismus auf körperliche Beanspruchungen. Das Aufwärmprogramm hat folgende Ziele:

- Aktivierung des Herz-Kreislauf-Atmungssystems
- Optimierung der Energie- und Sauerstoffversorgung
- Vorbereitung des neuromuskulären Systems, des passiven und aktiven Bewegungsapparates
- Einstellung psychovegetativer Funktionssysteme auf Leistung

Die **Abwärmphase** zielt auf entgegengesetzte Wirkungen ab:

- Beruhigung der Herz-Kreislauf-Atmungtätigkeit
- Normalisierung des Stoffwechsels und Abbau von Stoffwechsel-schlacken
- Beseitigung von Kontraktionsrückständen in der Muskulatur
- Umstellung psychovegetativer Funktionssysteme auf Erholung

Die nach dem D-K-D-Prinzip in das Muskeltraining integrierten Dehn-übungen dienen – wie mehrfach erwähnt – in erster Linie zur Vorbereitung der Kräftigung und der Beweglichkeitserhaltung. Sie ersetzen demzufolge weder ein umfassendes Aufwärmprogramm zu Beginn noch ein systematisches Abwärmen zum Schluß der Trainingseinheit.

Nach dem allgemeinen Aufwärmen (beispielsweise mit einem Fahrrad-ergometer) und gymnastischen Übungen sollten spezielle Dehnübungen für die zur Verkürzung neigenden Muskeln eingesetzt werden. Auf Seite 152 finden Sie hierzu ein aus acht Grundübungen bestehendes *Basis-Dehnprogramm*, das entweder komplett durchgeführt werden kann oder aus dem Sie schwerpunktmäßig auswählen können.

Wenn im Anschluß an ein gezieltes Muskeltraining ein Ausdauertraining stattfindet, werden zusätzliche Dehnübungen notwendig, die im Rahmen des Abwärmens durchgeführt werden können. Diese sollten sich – ähnlich wie beim Muskeltraining – nach der jeweiligen Art der Bean-spruchung richten. Auch mit Ausdauerbelastungen gehen spezifische Beweglichkeitsverluste einher. Auf Seite 148/149 finden Sie ein geräte-bzw. sportartspezifisches Dehnprogramm zur *Nachbereitung* eines Ausdauertrainings.

Die Effektivität des Trainings hängt nicht zuletzt von einem ausgewo-genen Verhältnis von Anspannung und Entspannung ab. Sorgen Sie in Verbindung mit dem Training für adäquate Möglichkeiten zur Entspan-nung und zur Regeneration, denn die Anpassung des Körpers an das Training vollzieht sich nicht während, sondern erst in der Folge des Trai-nings. Solarien, Saunen, Dampfbäder, Entmüdungsbäder etc., die von vielen Trainingseinrichtungen angeboten werden, können hierfür gute Dienste leisten.
Ebenso haben sich spezielle Entspannungstechniken bewährt, die meist im Rahmen von Kursen erlernt werden können.
Lassen Sie sich Zeit zum Entspannen, gönnen Sie sich ausreichend Ruhe und Schlaf.

Wie bei allen sportlichen Aktivitäten bieten sich natürlich auch beim Fitness-Training hervorragende Möglichkeiten zum gemeinsamen Sport-Erleben. Man trifft sich mit Freunden, lernt nette Leute kennen, moti-viert und hilft sich gegenseitig.

Zusammenfassend ergibt sich folgender Aufbau eines systematischen, komplexen Fitness-Programms:

1. Aufwärmphase
- Allgemeine Erwärmung (Laufen, Fahrradergometer o. ä.)
- Komplexe gymnastische Übungen
- *Spezielle Dehnübungen (siehe Basis-Dehnprogramm, S. 152)*
- Übungen zur Verbesserung der Koordination

2. *Muskeltraining nach dem D-K-D-Prinzip*

3. Ausdauertraining

4. «Cool-down-Phase»
- Lockerungsübungen
- *Spezielle Dehnübungen (siehe Dehnprogramm nach dem Ausdauertraining, S. 148/149)*
- Entspannungsübungen

5. Entspannung/Regeneration

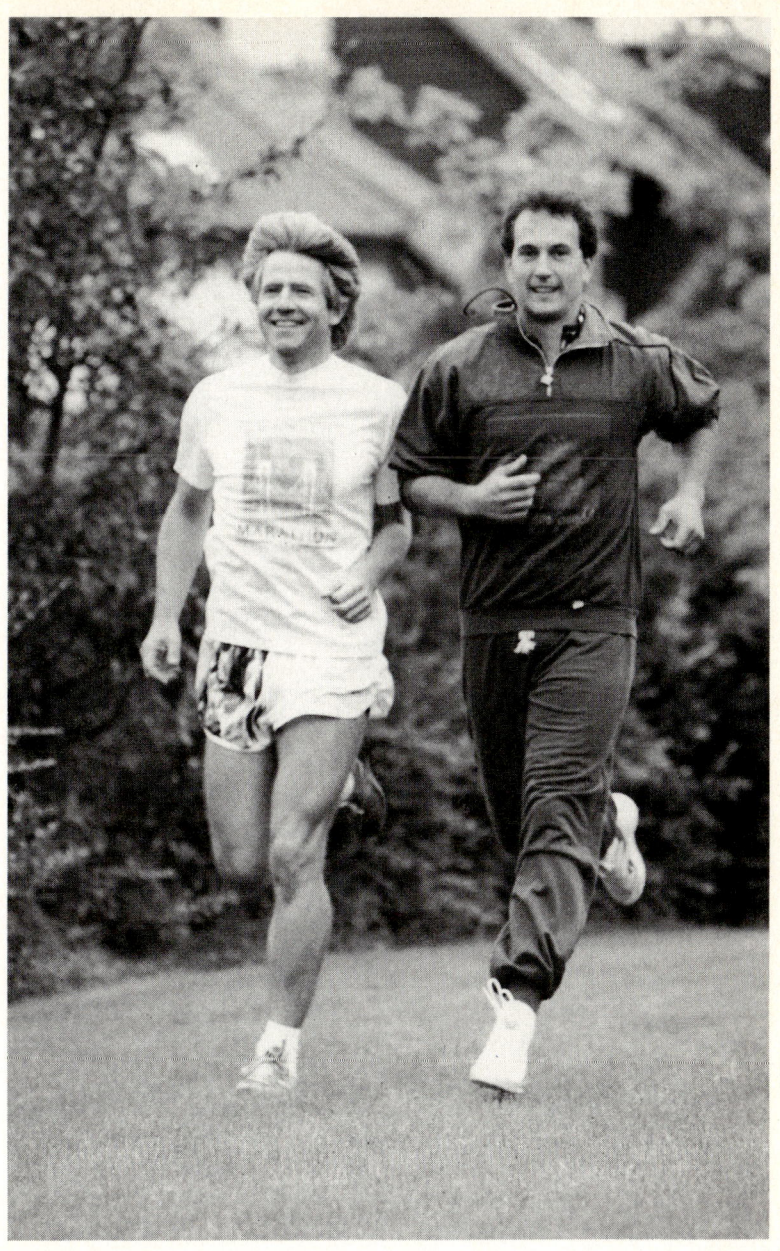

Aufbau der Übungen

Die im Hauptteil dieses Buches dargestellten Übungsbeispiele beziehen sich auf 37 gängige Muskeltrainingsübungen bzw. Muskeltrainingsgeräte. Sie umfassen effektive Kräftigungs- und Dehnungsübungen für alle großen Muskelgruppen des Körpers, wobei die Dehnungsübungen den jeweiligen Kräftigungsübungen nachgeordnet wurden.

Die Trainingsbeispiele lassen sich nach Körperregionen in sechs Bereiche untergliedern:

Beinmuskulatur

Hüft- und Gesäßmuskulatur

Bauch- und untere Rückenmuskulatur

Obere Rückenmuskulatur

Brustmuskulatur

Schulter-, Nacken- und Armmuskulatur

Übungs- bzw. Gerätenamen orientieren sich an den im Fitness-Sport etablierten Bezeichnungen (Tab. S. 34). Aus diesen Gründen wurde auf eine einheitliche Namensgebung verzichtet, und es wurden sowohl deutsche als auch englische Bezeichnungen verwendet.

Manche Bezeichnungen wurden zur Unterscheidung mit Zusätzen versehen, die sich auf die jeweilige Ausgangsposition des Trainierenden beziehen («liegend», «sitzend» etc.).

Übersicht über die Muskeltrainingsübungen

1	Beinpresse liegend	
2	Beinpresse 45°	
3	Beinpresse sitzend	
4	Hackenschmidt	**Beinmuskulatur**
5	Beinbeuger liegend	
6	Beinstrecker	
7	Wadentrainer stehend	
8	Wadentrainer sitzend	
9	Adduktion sitzend	
10	Abduktion sitzend	
11	Hüftpendel Adduktion	
12	Hüftpendel Abduktion	**Hüft- und**
13	Hüftpendel Oberschenkel-/Hüfttraining	**Gesäßmuskulatur**
14	Hüftpendel Gesäßtraining	
15	Gesäßtrainer Bauchlage	
16	Gesäßtrainer Rückenlage	
17	Bauchmuskeltrainer sitzend	
18	Bauchmuskeltrainer liegend	**Bauch- und**
19	Rumpfrotation	**untere Rücken-**
20	Rückenstrecker sitzend	**muskulatur**
21	Rückenstrecker liegend	
22	Latissimuszug	
23	Pull-over	**Obere**
24	Seitdrücken	**Rückenmuskulatur**
25	Ruderzug	
26	Butterfly invers	
27	Bankdrücken	
28	Bankdrücken horizontal	
29	Bankdrücken abwärts	**Brustmuskulatur**
30	Butterfly	
31	Butterfly liegend	
32	Brust-Schulter-Curl	
33	Schulterpresse	**Schulter-,**
34	Seitheben	**Nacken- und Arm-**
35	Bizeps-Curl	**muskulatur**
36	Dips sitzend	
37	Trizepsdrücken	

Der Aufbau der kombinierten Muskeltrainingsübungen (Kräftigung und Dehnung) richtet sich nach folgendem durchgängigen Schema, das sich auf jeder Doppelseite wiederfindet:

Nr.	Übungsname	Übungsname	Nr.
KRAFT		**DEHNUNG**	
	Darstellung und Erklärung der Kräftigungsübung	Darstellung und Erklärung der Hauptdehnübung	
	Benennung und grafische Darstellung der bei der Kräftigung vorrangig beteiligten Muskulatur	Darstellung und Erklärung der Alternativ-Dehnübung 1	
		Darstellung und Erklärung der Alternativ-Dehnübung 2	

Aufbau der Übungsbeispiele

Die Kräftigungsübungen

Um eine breite Anwendung zu ermöglichen und um Variationen zuzulassen, wurde bei der Darstellung der Kräftigungsübungen darauf geachtet, daß die einzelnen Geräte bzw. Übungen möglichst «neutral» dargestellt sind.

Dies bedeutet, daß die jeweiligen Geräte nur skizziert wurden, daß auf alle nicht unmittelbar wichtigen Details verzichtet wurde. Für die Gestaltung des Trainings nach dem D-K-D-Prinzip ist es deshalb unerheblich, ob beispielsweise zur Kräftigung des Brust-Schulter-Arm-Bereiches beim Bankdrücken eine Kraftmaschine oder eine Freihantel eingesetzt wird (Abb. unten).

Bankdrücken an der Kraftmaschine und mit der Langhantel

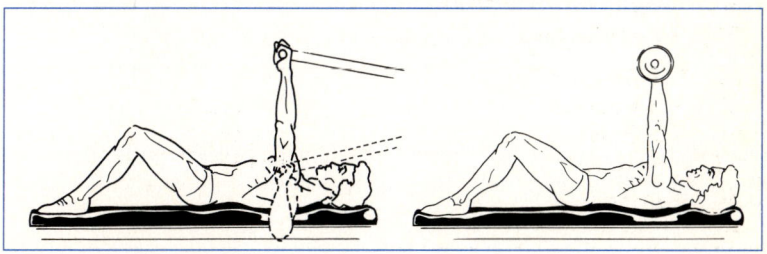

Die grafischen Darstellungen der Kräftigungsübungen zeigen den Bewegungsablauf sowohl in der Ausgangsstellung (gestrichelt) als auch in der Endstellung unter besonderer Berücksichtigung einer funktionellen Gelenkpositionierung bzw. Rumpfhaltung (siehe Abb.).

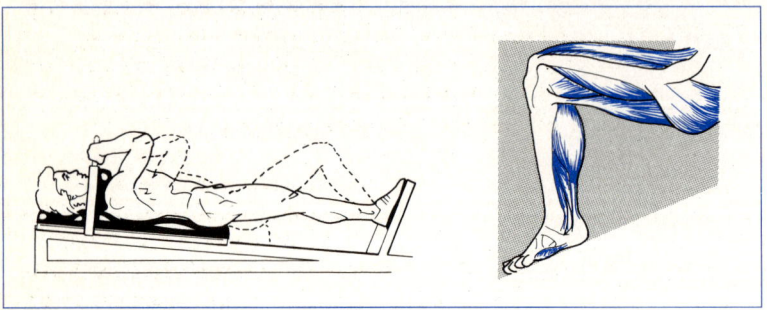

Beinpresse liegend

Zur Verdeutlichung der anatomischen Zusammenhänge und als Hilfe zur gezielten Übungsauswahl werden entsprechend dem dargestellten Bewegungsablauf die vorrangig beteiligten Muskelgruppen aufgelistet und grafisch veranschaulicht. Dabei wurden vorzugsweise deutsche Bezeichnungen verwendet. In einigen Ausnahmen wurde jedoch auf die lateinischen Bezeichnungen zurückgegriffen, da sie sich wie im Falle der «Adduktoren» im allgemeinen Sprachgebrauch etabliert haben.

Die Beschreibungen **(Durchführungshinweise)** geben analog zu den grafischen Darstellungen in kurzer prägnanter Form die wichtigsten Hinweise. Es wird nach folgendem Schema verfahren:

❑ **Ausgangsstellung und Positionierung**
❑ **Bewegungsausführung**
❑ **Endposition bzw. besondere Hinweise**

Darüber hinaus werden bei zahlreichen Übungen **Ausführungsvariationen** aufgezeigt: beispielsweise verschiedene Griffhaltungen (vgl. Bankdrücken) und Zugrichtungen (vgl. Ruderzug).

In vielen Fällen wird unter der Rubrik **Anmerkungen** auf mögliche Fehlerquellen bei der Durchführung oder auf Risiken der Übungen hingewiesen.

Die Dehnungsübungen

Die Darstellung und Beschreibung der **Hauptdehnübung** erfolgt analog zu den Kräftigungsübungen. Bei der Auswahl der jeweiligen Übung wurde darauf geachtet, daß diese gezielt die Hauptmuskelgruppe der entsprechenden Kräftigungsübung anspricht. Alle Übungen können auch von Fitness-Einsteigern schnell erlernt werden.

Um den Handlungsspielraum sowohl für Trainierende als auch für Trainer zu erweitern, wurden bis zu zwei zusätzliche Dehnübungen in das Konzept aufgenommen. Die **Alternativ-Dehnübungen** erlauben eine individuelle Differenzierung. Bei Rückenbeschwerden sollte beispielsweise grundsätzlich auf Dehnübungen zurückgegriffen werden, bei denen der Rücken stabilisiert wird (z. B. Übungen mit voller Auflage des Rumpfes). Die koordinativ aufwendigeren und oft auch intensiveren Dehnübungen finden erfahrene Fitness-Sportler als **Alternative 2**.

Individuelle Übungsauswahl nach dem 3-Stufen-Modell

Die Entwicklung Ihres individuellen Muskeltrainingsplanes orientiert sich an Ihren konstitutionellen und gesundheitlichen Voraussetzungen, Ihren sportlichen Erfahrungen, Ihren Trainingszielen sowie gegebenenfalls an Vorschädigungen.

Die folgenden 37 Trainingsbeispiele liefern den Fundus zur Gestaltung des Muskeltrainingsplanes, aus dem Sie gezielt auswählen können.

Achten Sie darauf, daß Sie Übungen aus allen Bereichen berücksichtigen. Besonders wichtig sind die Übungen zur Kräftigung der Rumpfmuskulatur (Übungen 14–26).

Bei der Zusammenstellung der Übungen dient folgendes 3-Stufen-Modell als Orientierungsrahmen:

STUFE 1: Anpassungsphase für Fitness-Einsteiger

Im Vordergrund steht die Aktivierung aller großen Muskelgruppen. Wählen Sie deshalb vorzugsweise komplexe (mehrgelenkige) Übungen aus (Beispiel: Nr. 22, Latissimuszug). (Vgl. auch Programmbeispiel für Fitness-Einsteiger S. 142/143.)

STUFE 2: Aufbauphase für aktive Fitness-Sportler

Aufbauend auf dem Grundlagentraining in STUFE 1 werden hier die Übungen entsprechend den individuellen Voraussetzungen und Bedürfnissen gezielt zusammengestellt. Es kommen zusätzlich «isolierte» (eingelenkige) Übungen zum Einsatz, die besonders die zur Abschwächung neigenden Muskeln entwickeln (Beispiel: Nr. 26, Butterfly invers). (Vgl. auch Programmbeispiel für aktive Fitness-Sportler S. 144/145.)

STUFE 3: Stabilisationsphase

Erfahrene Fitness-Sportler können durch eine variantenreiche Gestaltung des Trainingsprogrammes die erworbenen Leistungsverbesserungen stabilisieren und das Bewegungsrepertoire erweitern. Für koordinativ anspruchsvollere Übungen bieten sich besonders freie Hanteln oder Zugapparate an.

Die Übungen

Übersicht über die Muskeltrainingsübungen

1	Beinpresse liegend	
2	Beinpresse 45°	
3	Beinpresse sitzend	
4	Hackenschmidt	
5	Beinbeuger liegend	**Beinmuskulatur**
6	Beinstrecker	
7	Wadentrainer stehend	
8	Wadentrainer sitzend	
9	Adduktion sitzend	
10	Abduktion sitzend	
11	Hüftpendel Adduktion	
12	Hüftpendel Abduktion	**Hüft- und**
13	Hüftpendel Oberschenkel-/Hüfttraining	**Gesäßmuskulatur**
14	Hüftpendel Gesäßtraining	
15	Gesäßtrainer Bauchlage	
16	Gesäßtrainer Rückenlage	
17	Bauchmuskeltrainer sitzend	
18	Bauchmuskeltrainer liegend	**Bauch und**
19	Rumpfrotation	**untere Rücken-**
20	Rückenstrecker sitzend	**muskulatur**
21	Rückenstrecker liegend	
22	Latissimuszug	
23	Pull-over	
24	Seitdrücken	**Obere**
25	Ruderzug	**Rückenmuskulatur**
26	Butterfly invers	
27	Bankdrücken	
28	Bankdrücken horizontal	
29	Bankdrücken abwärts	**Brustmuskulatur**
30	Butterfly	
31	Butterfly liegend	
32	Brust-Schulter-Curl	
33	Schulterpresse	
34	Seitheben	**Schulter-,**
35	Bizeps-Curl	**Nacken- und Arm-**
36	Dips sitzend	**muskulatur**
37	Trizepsdrücken	

Beinmuskulatur

Übungen 1 bis 8

Beinpresse liegend

KRAFT

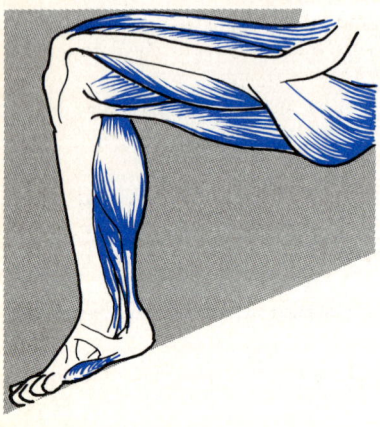

Vorrangig beteiligte Muskulatur
Vordere Oberschenkelmuskulatur,
großer Gesäßmuskel, hintere
Oberschenkelmuskulatur, Wadenmuskulatur, Fußmuskulatur

Durchführungshinweise
- Bewegungsbeginn bei 90° Beu-
  gung in den Kniegelenken, Füße
  leicht nach außen gedreht hüft-
  breit aufsetzen, Rücken am
  Polster fixieren, Schultergürtel
  stabilisieren, Blickrichtung zur
  Decke
- Bewegung bis zur annähernden
  Streckung der Kniegelenke
- Abstand der Knie stets konstant
  halten

Variation
Einbeiniger Abstoß, das andere
Bein in der Hüfte maximal an-
gebeugt (Beckenstabilisierung)

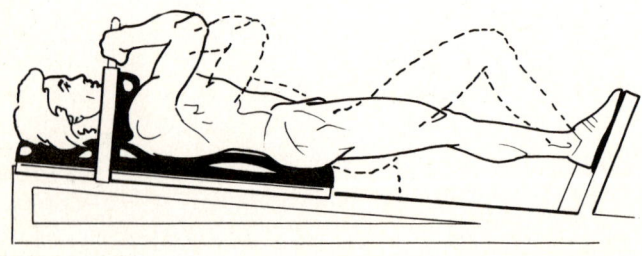

DEHNUNG

Vorrangig gedehnte Muskulatur
Vordere Oberschenkel·muskulatur

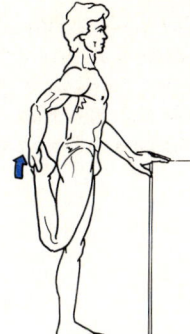

Durchführungshinweise
- Stabiler Stand, gleichseitigen Fußrücken umfassen
- Ferse zum Gesäß ziehen, Knie zeigt nach unten (kein Aufspreizen)
- Aufrechter Oberkörper, Beckenkippung nach vorn (Hohlkreuz) durch aktive Bauchmuskelspannung vermeiden
- Wechsel

ALTERNATIVEN

A1
Vorrangig gedehnte Muskulatur
Vordere Oberschenkelmuskulatur (besonders m. rectus femoris), Hüftbeuger

Durchführungshinweise
- In Seitenlage unteres Bein gebeugt umfassen
- Das Fußgelenk halten (Bauchmuskulatur aktiv anspannen), keine Ausweichbewegung
- Wechsel

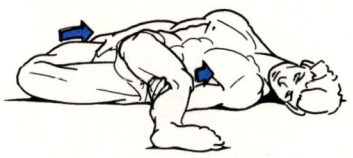

A2
Vorrangig gedehnte Muskulatur
Vordere Oberschenkelmuskulatur (besonders m. rectus femoris), Hüftbeuger

Durchführungshinweise
- Ein Bein neben der Sitzfläche, Fußrücken mit gleichseitiger Hand umfassen, die andere Hand stabilisiert am Bankrand
- Ferse zum Gesäß ziehen
- Oberkörper aufrecht halten, Knie zeigt nach unten
- Wechsel

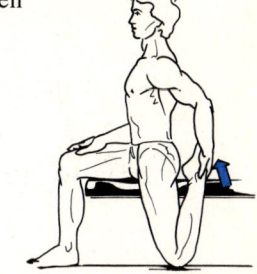

43

KRAFT

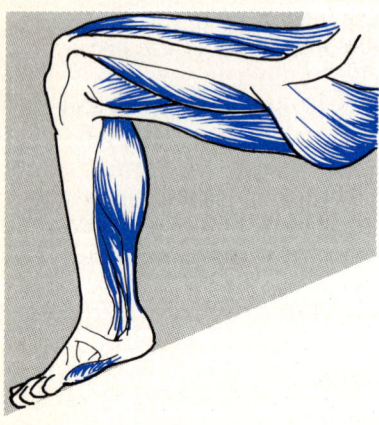

Vorrangig beteiligte Muskulatur
Vordere Oberschenkelmuskulatur, großer Gesäßmuskel, hintere Oberschenkelmuskulatur, Wadenmuskulatur, Fußmuskulatur

Durchführungshinweise
- Bewegungsbeginn bei 90° Beugung in den Kniegelenken, die Füße hüftbreit leicht nach außen gedreht auf Trittflächen aufsetzen, Rücken und Kopf auf Unterlage fixieren, Blickrichtung zur Decke

- Bewegung bis zur annähernden Streckung der Kniegelenke
- Abstand der Knie stets konstant halten

Variationen
– Einbeinige Ausführung, das andere Bein begleitet die Bewegung
– Füße im oberen Sprunggelenk strecken

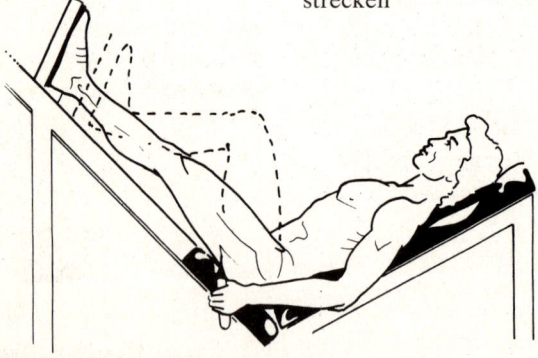

DEHNUNG

Vorrangig gedehnte Muskulatur
Vordere Oberschenkelmuskulatur

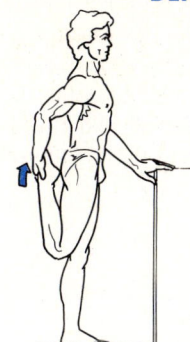

Durchführungshinweise
- Stabiler Stand, gleichseitigen Fußrücken umfassen
- Ferse zum Gesäß ziehen, Knie zeigt nach unten (kein Abspreizen)
- aufrechter Oberkörper, Beckenkippung nach vorn (Hohlkreuz) durch aktive Bauchmuskelspannung vermeiden
- Wechsel

ALTERNATIVEN

A1
Vorrangig gedehnte Muskulatur
Vordere Oberschenkelmuskulatur (besonders m. rectus femoris), Hüftbeuger

Durchführungshinweise
- In Seitenlage unteres Bein gebeugt umfassen
- Das Fußgelenk halten (Bauchmuskulatur aktiv anspannen), keine Ausweichbewegung
- Wechsel

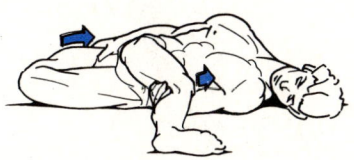

A2
Vorrangig gedehnte Muskulatur
Vordere Oberschenkelmuskulatur (besonders m. rectus femoris), Hüftbeuger

Durchführungshinweise
- Ein Bein neben der Sitzfläche, Fußrücken mit gleichseitiger Hand umfassen, die andere Hand stabilisiert am Bankrand
- Ferse zum Gesäß
- Oberkörper aufrecht halten, Knie zeigt nach unten
- Wechsel

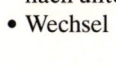
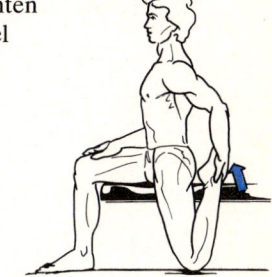

Beinpresse sitzend

KRAFT

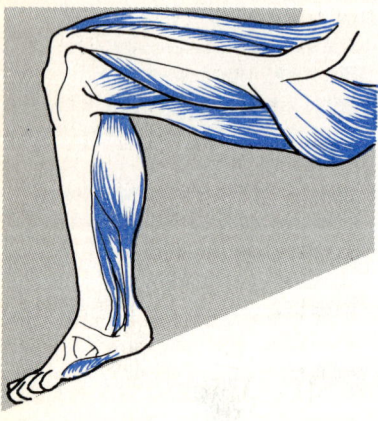

Vorrangig beteiligte Muskulatur
Vordere Oberschenkelmuskulatur,
großer Gesäßmuskel, hintere
Oberschenkelmuskulatur, Wadenmuskulatur, Fußmuskulatur

Durchführungshinweise
- Bewegungsbeginn bei 90° Beugung im Kniegelenk, Füße leicht
  nach außen gedreht hüftbreit
  aufsetzen
- Bei fixiertem Rücken Bewegung
  bis zur annähernden Streckung
  der Kniegelenke
- Abstand der Knie stets
  konstant halten

Variationen
- Einbeinige Ausführung, das
  andere Bein begleitet die Bewegung;
- Füße im oberen Sprunggelenk
  strecken

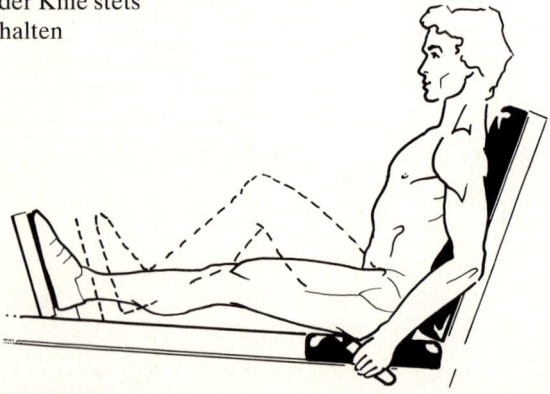

DEHNUNG

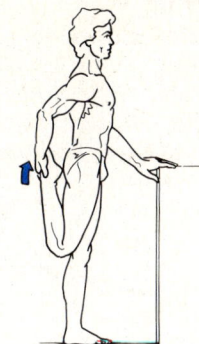

Vorrangig gedehnte Muskulatur
Vordere Oberschenkelmuskulatur

Durchführungshinweise
- Stabiler Stand, gleichseitigen Fußrücken umfassen
- Ferse zum Gesäß ziehen, Knie zeigt nach unten (kein Abspreizen)
- Aufrechter Oberkörper, Beckenkippung nach vorn (Hohlkreuz) durch aktive Bauchmuskelspannung vermeiden
- Wechsel

ALTERNATIVEN

A1
Vorrangig gedehnte Muskulatur
Vordere Oberschenkelmuskulatur (besonders m. rectus femoris), Hüftbeuger

Durchführungshinweise
- In Seitenlage unteres Bein gebeugt umfassen
- Das Fußgelenk halten (Bauchmuskulatur aktiv anspannen), keine Ausweichbewegung
- Wechsel

A2
Vorrangig gedehnte Muskulatur
Vordere Oberschenkelmuskulatur

Durchführungshinweise
- Gleichseitigen Fußrücken umfassen, das andere Bein hält ständig Bodenkontakt, den Beckenkamm durch aktives Anspannen der Gesäßmuskulatur auf den Boden drücken
- Ferse zum Gesäß ziehen
- Oberschenkel zusammenhalten, Stirn hat Bodenkontakt
- Wechsel

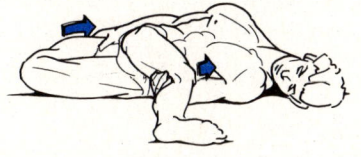

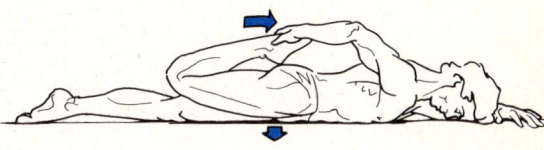

Hackenschmidt

KRAFT

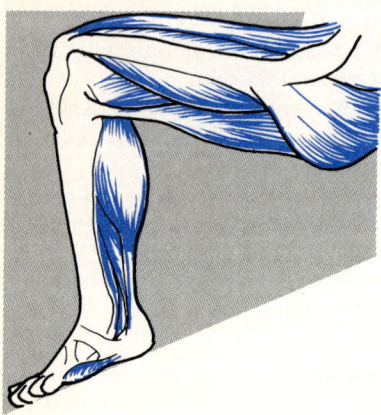

Vorrangig beteiligte Muskulatur
Vordere Oberschenkelmuskulatur,
großer Gesäßmuskel, hintere
Oberschenkelmuskulatur, Wadenmuskulatur, Fußmuskulatur

Durchführungshinweise
• Füße hüftbreit leicht nach außen
  gedreht aufsetzen, Schultergürtel
  und Rumpf aktiv stabilisieren
  (insbesondere Bauchmuskelspannung), Blickrichtung geradeaus
• Kontrolliertes Tiefgehen bis
  zu 90° Beugung der Kniegelenke
• Abstand der Knie stets konstant
  halten

Variation
Einbeinige Ausführung

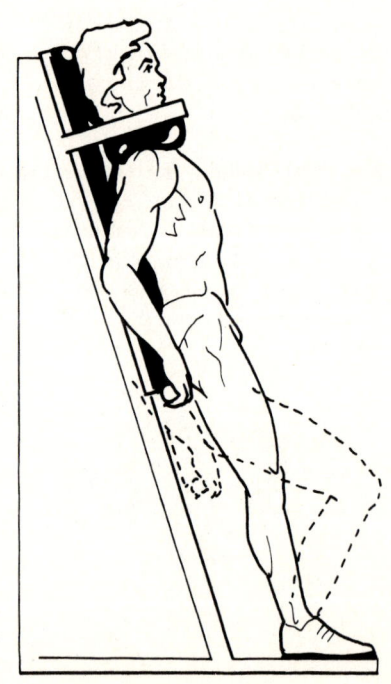

DEHNUNG

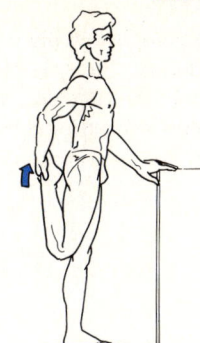

Vorrangig gedehnte Muskulatur
Vordere Oberschenkelmuskulatur

Durchführungshinweise
- Stabiler Stand, gleichseitigen Fußrücken umfassen
- Ferse zum Gesäß ziehen, Knie zeigt nach unten (kein Abspreizen)
- Aufrechter Oberkörper, Beckenkippung nach vorn (Hohlkreuz) durch aktive Bauchmuskelspannung vermeiden
- Wechsel

ALTERNATIVEN

A1
Vorrangig gedehnte Muskulatur
Vordere Oberschenkelmuskulatur (besonders m. rectus femoris), Hüftbeuger

Durchführungshinweise
- In Seitenlage unteres Bein gebeugt umfassen
- Das Fußgelenk halten (Bauchmuskulatur aktiv anspannen), keine Ausweichbewegung
- Wechsel

A2
Vorrangig gedehnte Muskulatur
Vordere Oberschenkelmuskulatur

Durchführungshinweise
- Gleichseitigen Fußrücken umfassen, das andere Bein hält ständig Bodenkontakt, den Beckenkamm durch aktives Anspannen der Gesäßmuskulatur auf den Boden drücken
- Ferse zum Gesäß ziehen
- Oberschenkel zusammenhalten, Stirn hat Bodenkontakt
- Wechsel

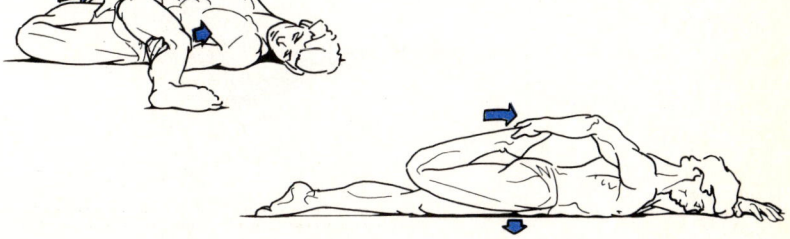

KRAFT

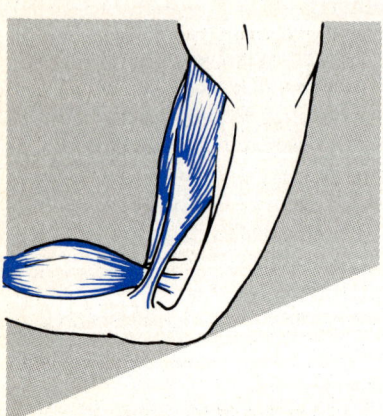

Vorrangig beteiligte Muskulatur
Hintere Oberschenkelmuskulatur
(ischiocrurale Muskulatur), Zwillingswadenmuskel

Durchführungshinweise
- Kniegelenke in Verlängerung der
  Geräteachse bringen, Hohlkreuz
  durch aktive Bauchmuskel-
  spannung vermeiden (ggf. unter-
  lagern), Blickrichtung nach unten
- Füße zum Schienbein anziehen,
  Kniegelenke beugen
- Beim Zurückführen der Beine
  Kniegelenke in der Umkehrphase
  nicht vollständig strecken

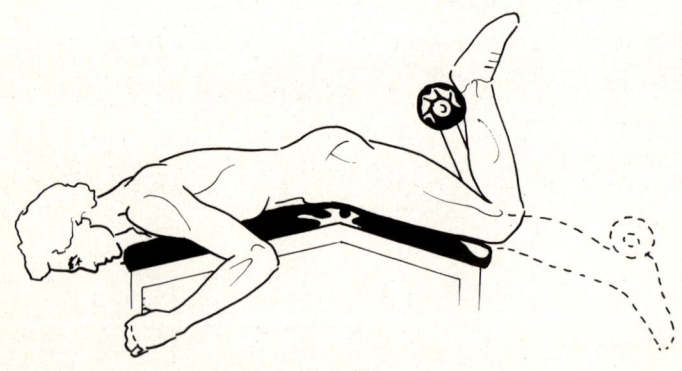

Beinbeuger liegend

DEHNUNG

Vorrangig gedehnte Muskulatur
Hintere Oberschenkelmuskulatur, Zwillingswadenmuskel, Schollenmuskel

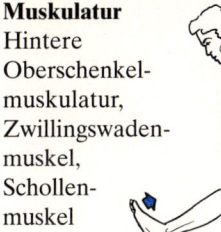

Durchführungshinweise
- Kniestand, das zu dehnende Bein gestreckt mit der Ferse aufsetzen
- Geraden Oberkörper über das gestreckte Bein absenken
- Wechsel

ALTERNATIVEN

A1
Vorrangig gedehnte Muskulatur
Hintere Oberschenkelmuskulatur, Gesäßmuskulatur, Zwillingswadenmuskel, Schollenmuskel

Durchführungshinweise
- Oberschenkel beidhändig in Richtung Oberkörper ziehen,
- Dehnung durch vermehrtes Strecken im Kniegelenk
- Das untere Bein behält gestreckt Bodenkontakt, Hüftbeugung beibehalten
- Wechsel

Variation
Bei verkürzten Hüftbeugern unteres Bein im Kniegelenk anbeugen

A2
Vorrangig gedehnte Muskulatur
Hintere Oberschenkelmuskulatur, Zwillingsmuskel, Schollenmuskel

Durchführungshinweise
- Bein gestreckt auflegen, Fuß zum Schienbein anziehen
- Geraden Oberkörper über das Bein absenken (Blickrichtung geradeaus)
- Wechsel

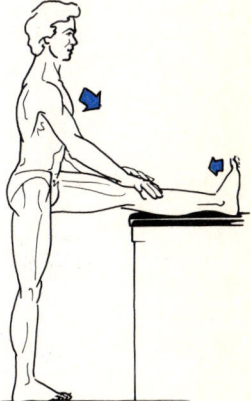

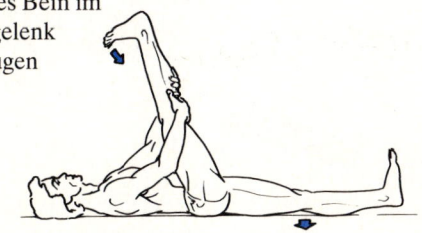

KRAFT

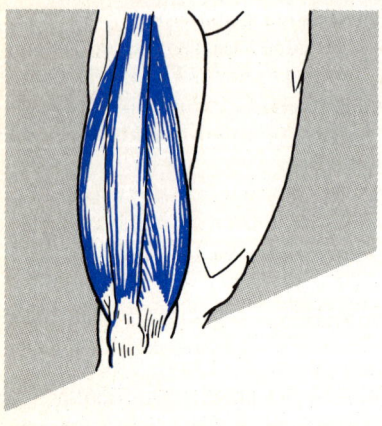

Vorrangig beteiligte Muskulatur
Vordere Oberschenkelmuskulatur
(m. quadriceps)

Durchführungshinweise
- Kniegelenke in Verlängerung der Geräteachse bringen, Rücken an Lehne fixieren, Blickrichtung geradeaus
- Bewegung bis zur Streckung der Kniegelenke

Variation
Einbeinige Ausführung

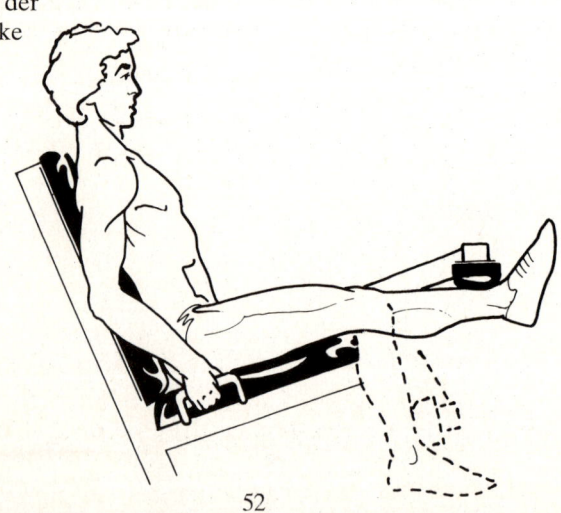

Beinstrecker

DEHNUNG

**Vorrangig
gedehnte
Muskulatur**
Vordere
Oberschenkel-
muskulatur

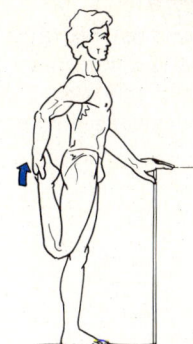

Durchführungshinweise
- Stabiler Stand, gleichseitigen Fußrücken umfassen
- Ferse zum Gesäß ziehen, Knie zeigt nach unten (kein Absprei-zen)
- Aufrechter Oberkörper, Becken-kippung nach vorn (Hohlkreuz) durch aktive Bauchmuskel-spannung vermeiden
- Wechsel

ALTERNATIVEN

A1
Vorrangig gedehnte Muskulatur
Vordere Oberschenkelmuskulatur
(besonders m. rectus femoris),
Hüftbeuger

Durchführungshinweise
- In Seitenlange unteres Bein gebeugt umfassen
- Das Fußgelenk halten (Bauch-muskulatur aktiv anspannen), keine Ausweichbewegung
- Wechsel

A2
Vorrangig gedehnte Muskulatur
Oberschenkelmuskulatur

Durchführungshinweise
- Gleichseitigen Fußrücken umfas-sen, das andere Bein hält ständig Bodenkontakt, den Beckenkamm durch aktives Anspannen der Gesäßmuskulatur auf den Boden drücken
- Ferse zum Gesäß ziehen
- Oberschenkel zusammenhalten, Stirn hat Bodenkontakt
- Wechsel

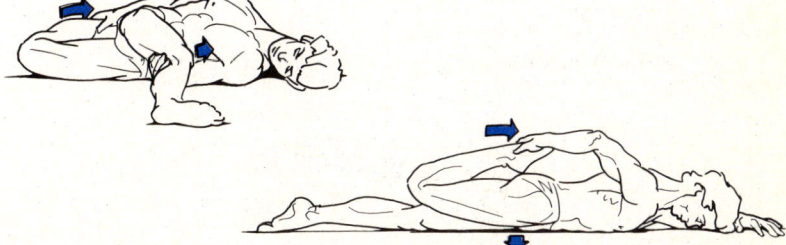

Wadentrainer stehend

KRAFT

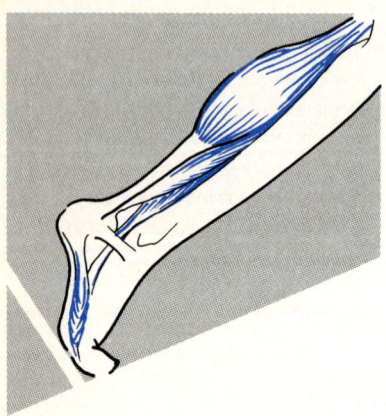

Vorrangig beteiligte Muskulatur
Zwillingswadenmuskel,
Schollenmuskel, Fußmuskulatur,
Zehenbeugemuskulatur

Durchführungshinweise
- Fußballen leicht nach außen
  gedreht hüftbreit auf Trittfläche
  aufsetzen, Rumpf und Schultergürtel aktiv stabilisieren, Blickrichtung geradeaus
- Fersen kontrolliert senken,
  maximales Strecken der Füße
  (oberes Sprunggelenk)

Variation
Einbeinige Ausführung mit
Unterstützung des Standbeines

Anmerkung
Vorsicht bei Fußgewölbe-
schwächen

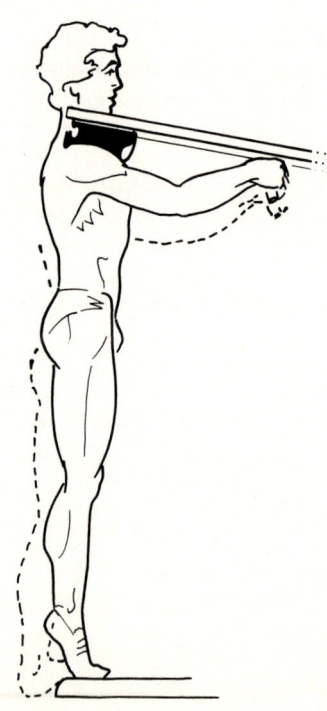

DEHNUNG

Vorrangig gedehnte Muskulatur
Zwillings-
wadenmuskel,
Schollen-
muskel

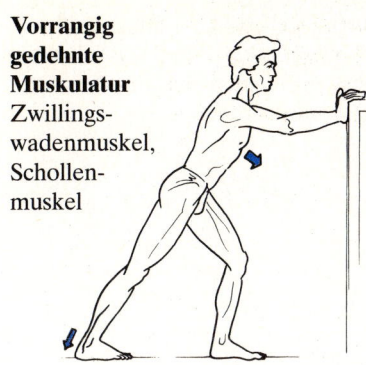

Durchführungshinweise
- In Schulterhöhe abstützen, Schrittstellung, Fußspitzen zeigen nach vorn
- Gewichtsverlagerung auf das vordere Bein, vermehrtes Beugen im Kniegelenk, die Ferse behält Bodenkontakt
- Rumpf stets in Verlängerung des gestreckten Beines (kein Hohlkreuz)
- Wechsel

ALTERNATIVEN

A1
Vorrangig gedehnte Muskulatur
Schollenmuskel, Zwillingswadenmuskel, hintere Oberschenkelmuskulatur

Durchführungshinweise
- Oberschenkel kniegelenksnah beidhändig umfassen
- Fuß maximal zum Schienbein anziehen, vermehrtes Strecken im Kniegelenk
- Hüftbeugung beibehalten, unteres Bein hält gestreckt Bodenkontakt
- Wechsel

Variation
Bei verkürzten
Hüftbeugern unteres
Bein im Kniegelenk
anbeugen

A2
Vorrangig gedehnte Muskulatur
Zwillingswadenmuskel, Schollen-
muskel

Durchführungshinweise
- Ausfallschritt, Füße zeigen nach vorn
- Gewichtsverlagerung auf das vordere Bein, vermehrtes Beugen im Kniegelenk, Ferse behält Bodenkontakt
- Rumpf in Verlängerung des hinteren Beines halten (kein Hohlkreuz)
- Wechsel

Wadentrainer sitzend

KRAFT

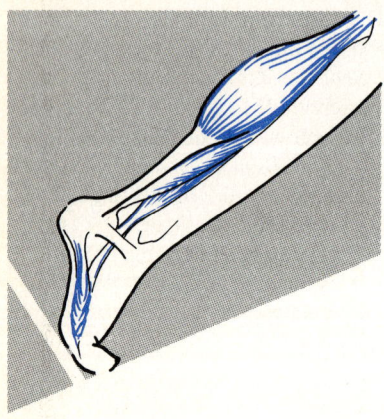

Vorrangig beteiligte Muskulatur
Schollenmuskel, Zwillingswadenmuskel, Fußmuskulatur, Zehenbeugemuskulatur

Durchführungshinweise
- Fußballen leicht nach außen
  gedreht hüftbreit auf Trittfläche
  aufsetzen, Polster knapp oberhalb
  des Kniegelenks am Oberschenkel fixieren, Blickrichtung
  geradeaus
- Fersen kontrolliert senken,
  maximales Strecken der Füße
  (oberes Sprunggelenk)

Variation
Einbeinige Ausführung
mit Unterstützung des anderen
Beines

Anmerkung
Vorsicht bei Fußgewölbe-
schwächen

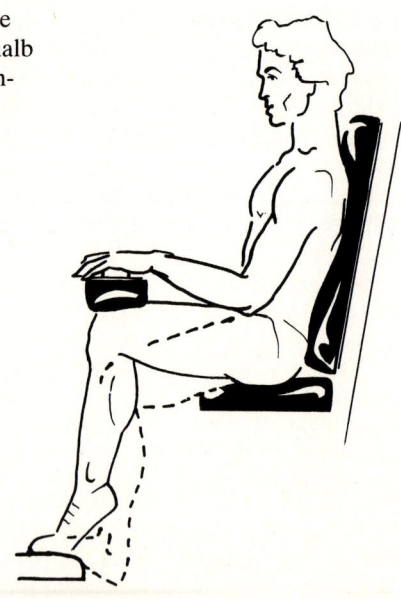

DEHNUNG

Vorrangig gedehnte Muskulatur
Schollen-
muskel,
Zwillings-
wadenmuskel

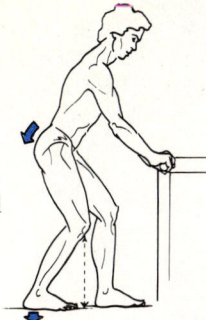

Durchführungshinweise
- Beidhändig abstützen in Schritt-
  stellung, Füße zeigen nach vorn
- Hinteres Bein im Kniegelenk
  beugen, die Ferse behält Boden-
  kontakt
- Das Kniegelenk sollte sich vor
  der Fußspitze befinden
  (Projektionslinie)
- Wechsel

ALTERNATIVEN

A1
Vorrangig gedehnte Muskulatur
Schollenmuskel, Zwillingswaden-
muskel

Durchführungshinweise
- Einbeinig knien, Hände stützen
  auf Oberschenkel ab
- Gewicht bei geradem Oberkörper
  nach vorn verlagern, Ferse behält
  Bodenkontakt
- Das Kniegelenk sollte sich vor
  der Fußspitze befinden
- Wechsel

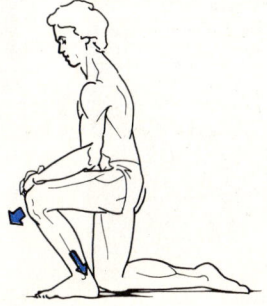

A2
Vorrangig gedehnte Muskulatur
Schollenmuskel, Zwillingswaden-
muskel

Durchführungshinweise
- Einbeinig auf Bank knien, Hände
  stützen auf Oberschenkel ab,
  beide Füße zeigen nach vorn
- Dehnung durch vermehrtes
  Beugen im Kniegelenk
- Das Kniegelenk sollte sich vor
  der Fußspitze befinden
- Wechsel

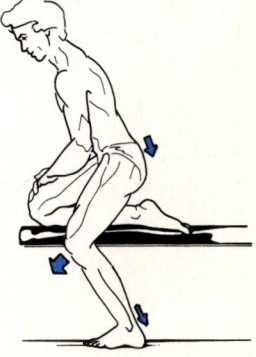

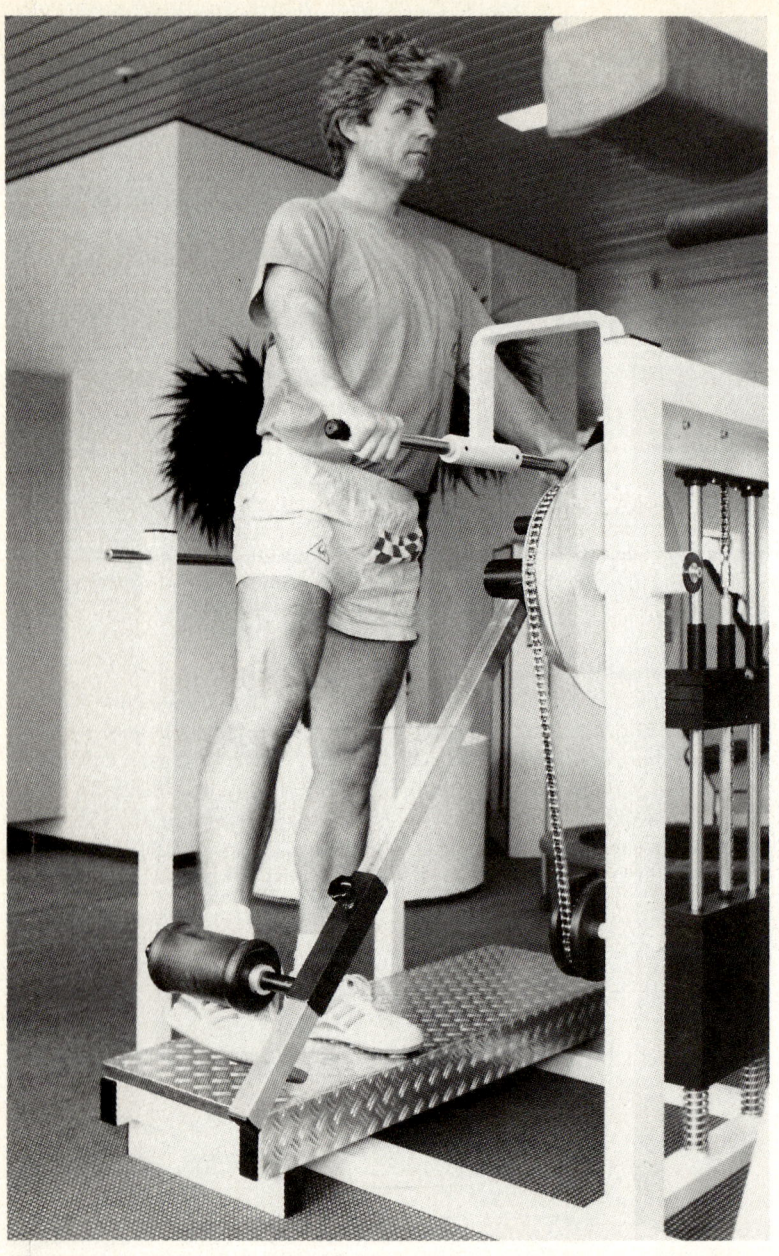

Hüft- und Gesäßmuskulatur

Übung 9 bis 16

Adduktion sitzend

KRAFT

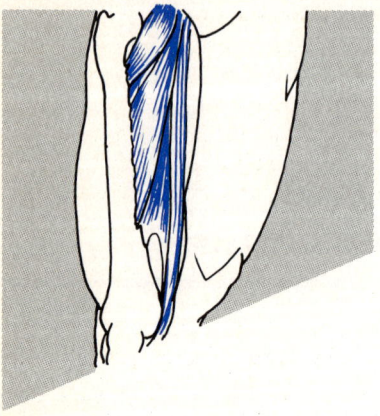

Vorrangig beteiligte Muskulatur
Schenkelanzieher (Adduktoren)

Durchführungshinweise
- Die oberen Polster befinden sich oberhalb der leicht gebeugten Kniegelenke, Rücken an Lehne fixieren, Blickrichtung geradeaus
- Mit Druck gegen die oberen Polster Beine zusammenführen

Variation
Ausführung mit gestreckten Beinen

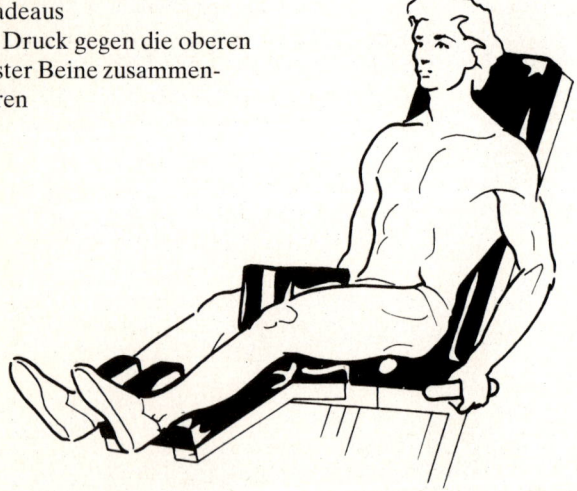

Adduktion sitzend

9

DEHNUNG

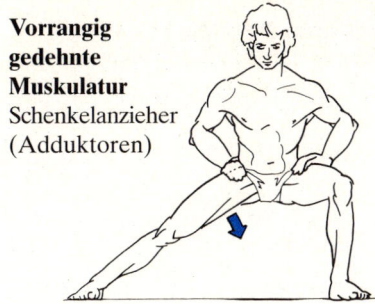

Vorrangig gedehnte Muskulatur
Schenkelanzieher (Adduktoren)

Durchführungshinweise
- Seitlicher Ausfallschritt, der Fuß des gebeugten Beines zeigt ca. 30° nach außen
- Becken schräg nach unten zum gebeugten Bein schieben
- Oberkörper weitgehend aufrecht halten
- Wechsel

Anmerkungen
Nur vorsichtig einsetzen bei Hüftgelenkerkrankungen. Bei verkürzter hinterer Oberschenkelmuskulatur diese Übung durch Alternative 1 ersetzen.

ALTERNATIVEN

A1
Vorrangig gedehnte Muskulatur
Schenkelanzieher (Adduktoren)

Durchführungshinweise
- Füße bei aneinanderliegenden Fußsohlen in Richtung Becken ziehen
- Oberkörper betont aufrichten (Blickrichtung nach vorn), Kniegelenke aktiv in Richtung Boden bringen

Anmerkung
Nur vorsichtig einsetzen bei Hüftgelenkerkrankungen

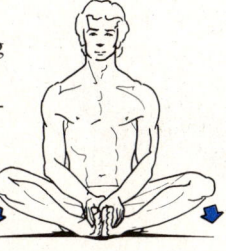

A2
Vorrangig gedehnte Muskulatur
Schenkelanzieher (Adduktoren)

Durchführungshinweise
- Den gesamten Rücken und den Kopf an der Wand abstützen
- Beine gestreckt auseinandergrätschen, Füße zeigen nach oben

Anmerkungen
Nur vorsichtig einsetzen bei Hüftgelenkerkrankungen. Bei verkürzter hinterer Oberschenkelmuskulatur Übung durch Alternative 1 ersetzen

Abduktion sitzend

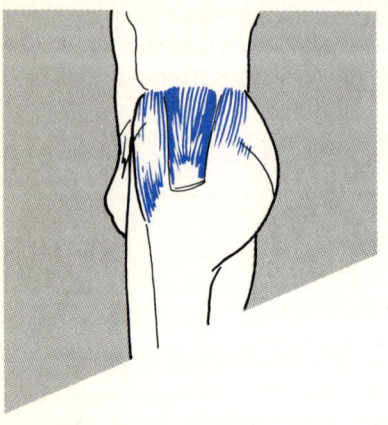

Vorrangig beteiligte Muskulatur
Schenkelabspreizer (Abduktoren)

Durchführungshinweise
- Die oberen Polster befinden sich oberhalb der leicht gebeugten Kniegelenke, Rücken an Lehne fixieren, Blickrichtung geradeaus
- Mit Druck gegen die oberen Polster Beine auseinanderführen

Variation
Ausführung mit gestreckten Beinen

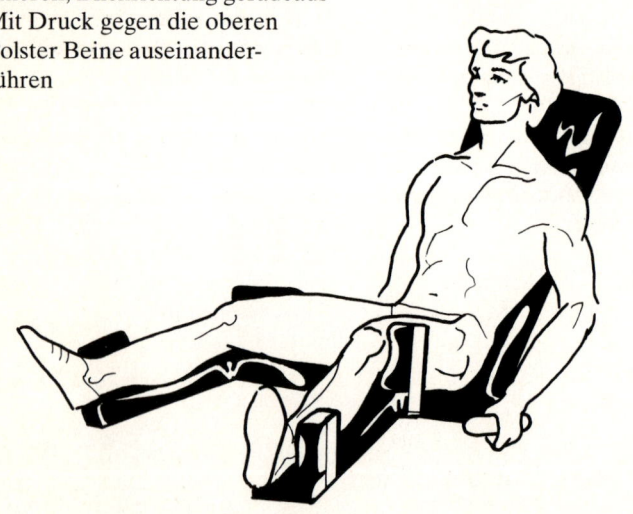

DEHNUNG

Vorrangig gedehnte Muskulatur
Schenkelabspreizer (Abduktoren), innere und äußere schräge Bauchmuskulatur

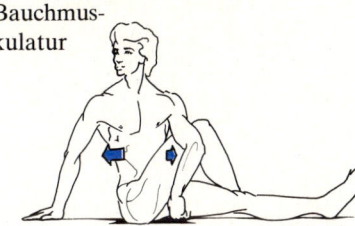

Durchführungshinweise
- Rechtes Bein über das gestreckte linke Bein überschlagen, Fuß oberhalb des Knies aufstellen, rechter Arm stützt den aufrechten Oberkörper ab (Blickrichtung über rechte Schulter)
- Linker Ellbogen drückt den rechten Oberschenkel zur Gegenseite
- Wechsel

ALTERNATIVEN

A1
Vorrangig gedehnte Muskulatur
Schenkelabspreizer (Abduktoren), innere und äußere schräge Bauch-
muskulatur

Durchführungshinweise
- Linke Hand umfaßt das rechte Knie, der rechte Arm stabilisiert seitlich ausgestreckt am Boden, Blickrichtung zum rechten Arm
- Knie in Richtung Boden ziehen
- Beide Schultern behalten ständig Bodenkontakt
- Wechsel

Anmerkung
Diese Übung mobilisiert die Lendenwirbelsäule und die Kreuz-
Darmbeingelenke

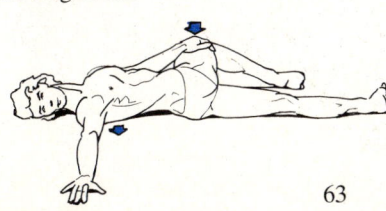

A2
Vorrangig gedehnte Muskulatur
Schenkelabspreizer (Abduktoren), insbesondere Schenkelbinden-
spanner

Durchführungshinweise
- Mit ausgestrecktem Arm in Schulterhöhe abstützen, ein Bein gestreckt hinter das angewinkelte Standbein führen
- Beugen des Standbeines im Kniegelenk und Verlagerung der Hüfte zur Seite
- Wechsel

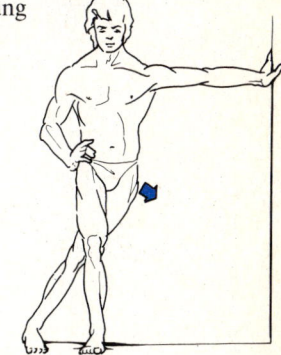

Hüftpendel Adduktion

KRAFT

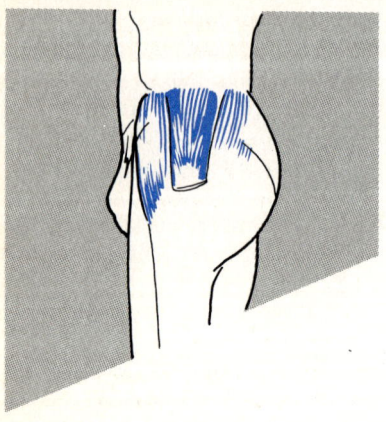

Vorrangig beteiligte Muskulatur
Schenkelanzieher (Adduktoren)

Durchführungshinweise
- Hüftgelenk in Verlängerung der Geräteachse bringen, Rumpfmuskulatur aktiv anspannen, Blickrichtung geradeaus
- Anziehen des gestreckten Beines im Hüftgelenk
- Becken stets aktiv stabilisieren

Variation
Das Pendelpolster liegt knapp oberhalb des Kniegelenks an.

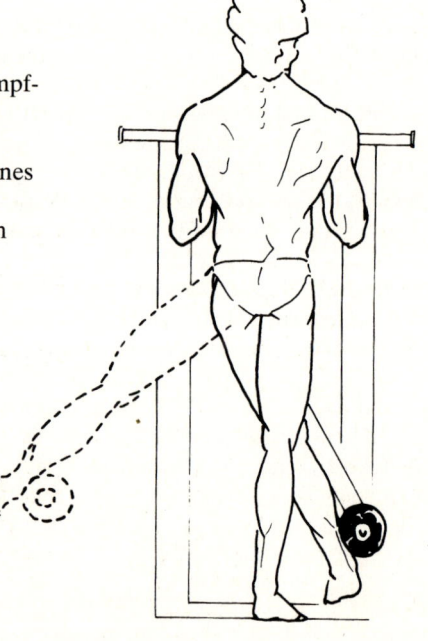

Hüftpendel Adduktion

DEHNUNG

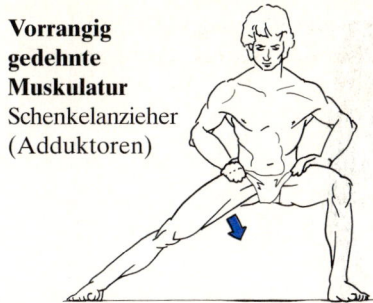

Vorrangig gedehnte Muskulatur
Schenkelanzieher (Adduktoren)

Durchführungshinweise
- Seitlicher Ausfallschritt, der Fuß des gebeugten Beines zeigt ca. 30° nach außen
- Becken schräg nach unten zum gebeugten Bein schieben
- Oberkörper weitgehend aufrecht halten
- Wechsel

Anmerkungen
Nur vorsichtig einsetzen bei Hüftgelenkerkrankungen. Bei verkürzter hinterer Oberschenkelmuskulatur diese Übung durch Alternative 1 ersetzen.

ALTERNATIVEN

A1
Vorrangig gedehnte Muskulatur
Schenkelanzieher (Adduktoren)

Durchführungshinweise
- Füße bei aneinanderliegenden Fußsohlen in Richtung Becken ziehen
- Oberkörper betont aufrichten (Blickrichtung nach vorn), Kniegelenke aktiv in Richtung Boden bringen

Anmerkung
Nur vorsichtig einsetzen bei Hüftgelenkerkrankungen

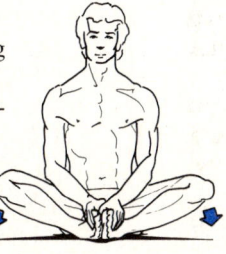

A2
Vorrangig gedehnte Muskulatur
Schenkelanzieher (Adduktoren)

Durchführungshinweise
- Den gesamten Rücken und den Kopf an der Wand abstützen
- Beine gestreckt auseinandergrätschen, Füße zeigen nach oben

Anmerkungen
Nur vorsichtig einsetzen bei Hüftgelenkerkrankungen. Bei verkürzter hinterer Oberschenkelmuskulatur Übung durch Alternative 1 ersetzen

Hüftpendel Abduktion

KRAFT

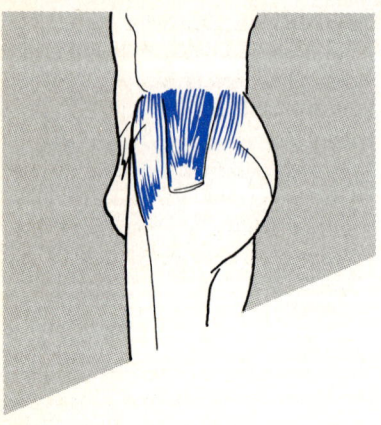

Vorrangig beteiligte Muskulatur
Schenkelabspreizer (Abduktoren)

Durchführungshinweise
- Hüftgelenk in Verlängerung der Geräteachse bringen, Rumpfmuskulatur aktiv anspannen, Blickrichtung geradeaus
- Abspreizen des gestreckten Beines im Hüftgelenk
- Becken stets aktiv stabilisieren

Variation
Das Pendelpolster liegt knapp oberhalb des Kniegelenks an

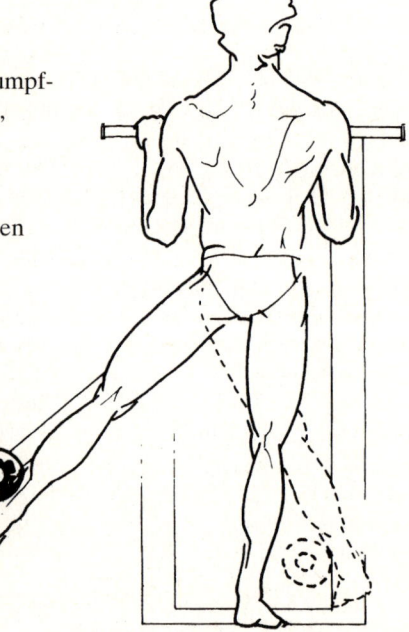

Vorrangig gedehnte Muskulatur
Schenkelabspreizer (Abduktoren),
innere und äußere schräge
Bauchmus-
kulatur

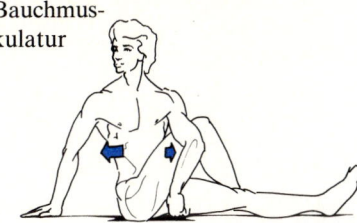

Durchführungshinweise
- Rechtes Bein über das gestreckte
  linke Bein überschlagen, Fuß
  oberhalb des Knies aufstellen,
  rechter Arm stützt den aufrechten Oberkörper ab (Blickrichtung
  über rechte Schulter)
- Linker Ellbogen drückt den rechten Oberschenkel zur Gegenseite
- Wechsel

A1
Vorrangig gedehnte Muskulatur
Schenkelabspreizer (Abduktoren),
innere und äußere schräge Bauchmuskulatur

Durchführungshinweise
- Linke Hand umfaßt das rechte
  Knie, der rechte Arm stabilisiert
  seitlich ausgestreckt am Boden,
  Blickrichtung zum rechten Arm
- Knie in Richtung Boden ziehen
- Beide Schultern behalten ständig
  Bodenkontakt
- Wechsel

Anmerkung
Diese Übung mobilisiert die
Lendenwirbelsäule und die Kreuz-
Darmbeingelenke

A2
Vorrangig gedehnte Muskulatur
Schenkelabspreizer (Abduktoren),
insbesondere Schenkelbinden-
spanner

Durchführungshinweise
- Mit ausgestrecktem Arm in
  Schulterhöhe abstützen, ein Bein
  gestreckt hinter das angewinkelte
  Standbein führen
- Beugen des Standbeines im
  Kniegelenk und
  Verlagerung
  der Hüfte
  zur Seite
- Wechsel

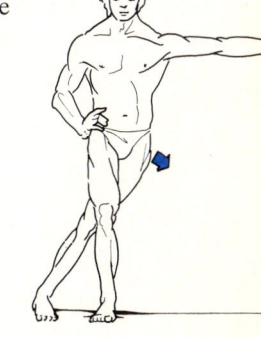

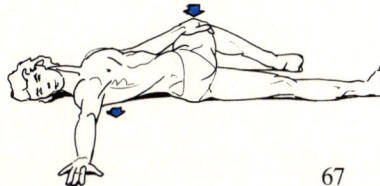

Hüftpendel Oberschenkel-/Hüfttraining

KRAFT

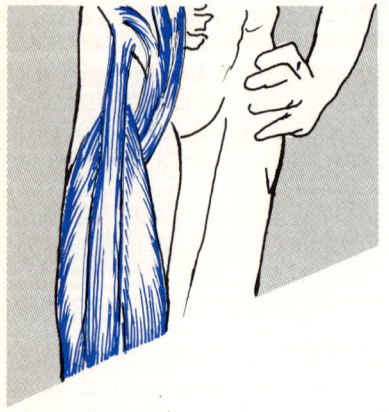

Vorrangig beteiligte Muskulatur
Vordere Oberschenkelmuskulatur (m. quadriceps), Hüftbeugemuskulatur

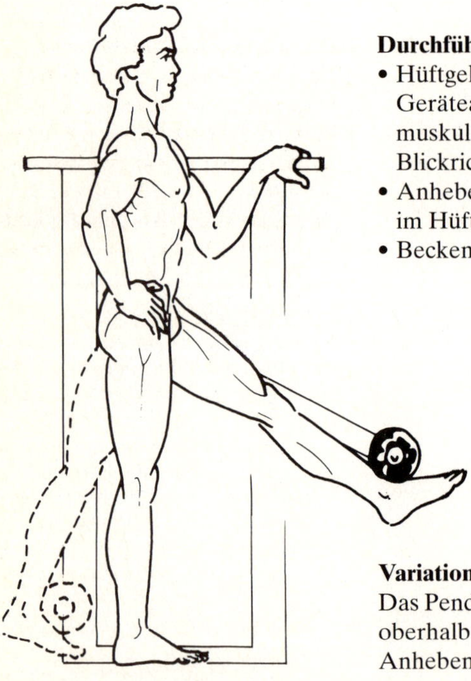

Durchführungshinweise
- Hüftgelenke in Verlängerung der Geräteachse bringen, Rumpfmuskulatur aktiv anspannen, Blickrichtung geradeaus
- Anheben des gestreckten Beines im Hüftgelenk (Schußbewegung)
- Becken stets aktiv stabilisieren

Variation
Das Pendelpolster liegt knapp oberhalb des Kniegelenks an, Anheben des angewinkelten Beines

DEHNUNG

Vorrangig gedehnte Muskulatur

Hüftbeuge-muskulatur, gerader Oberschenkel-muskel (m. rectus femoris)

Durchführungshinweise
- Vorderer Ausfallschritt, hinteres Bein in Verlängerung aufsetzen
- Gewicht bei geradem Oberkörper nach vorn verlagern
- Das Becken bleibt frontal (Auswärtsdrehen vermeiden)
- Wechsel

ALTERNATIVE

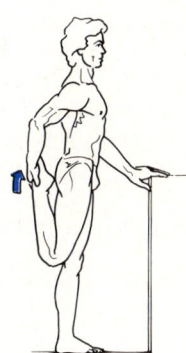

A1
Vorrangig gedehnte Muskulatur

Vordere Oberschenkel-muskulatur

Durchführungshinweise
- Stabiler Stand, gleichseitigen Fußrücken umfassen
- Ferse zum Gesäß ziehen, Knie zeigt nach unten (kein Abspreizen)
- Aufrechter Oberkörper, Beckenkippung nach vorn (Hohlkreuz) durch aktive Bauchmuskelspannung vermeiden
- Wechsel

Hüftpendel Gesäßtraining

KRAFT

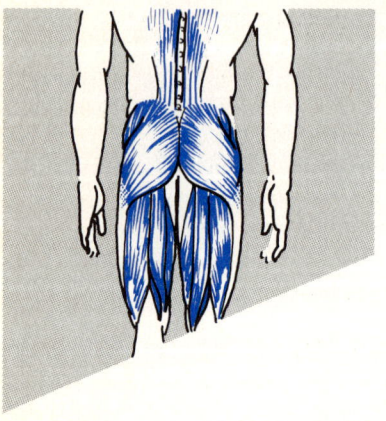

Vorrangig beteiligte Muskulatur
Großer Gesäßmuskel,
hintere Oberschenkelmuskulatur,
untere Rückenstreckmuskulatur

Anmerkung
Vorsicht bei Beschwerden im
Bereich der Lendenwirbelsäule

Durchführungshinweise
- Hüftgelenke in Verlängerung der
  Geräteachse bringen, Rumpf-
  muskulatur aktiv anspannen,
  Blickrichtung geradeaus
- Zurückführen des gestreckten
  Beines, Überstreckung im Hüft-
  gelenk bis maximal 10–15 Grad
- Becken stets aktiv stabilisieren

Variation
Das Pendelpolster liegt
knapp oberhalb des Kniegelenks
an der Oberschenkelrückseite an,
Zurückführen des angewinkelten
Beines

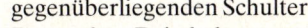

DEHNUNG

Vorrangig gedehnte Muskulatur
Großer Gesäßmuskel

Durchführungshinweise
- Knie beidhändig umfassen, Blick zur Decke
- Anziehen des Knies zur

gegenüberliegenden Schulter
- Das andere Bein hält gestreckt Bodenkontakt (Fuß zum Schienbein anziehen, Ferse ‹herausschieben›)
- Wechsel

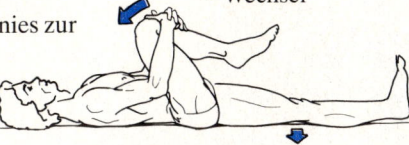

ALTERNATIVEN

A1
Vorrangig gedehnte Muskulatur
Schenkelabspreizer (Abduktoren), innere und äußere schräge Bauchmuskulatur

Durchführungshinweise
- Rechtes Bein über das gestreckte linke Bein überschlagen, Fuß oberhalb des Knies aufstellen, rechter Arm stützt den aufrechten Oberkörper ab (Blickrichtung über rechte Schulter)
- Linker Ellbogen drückt den rechten Oberschenkel zur Gegenseite
- Wechsel

A2
Vorrangig gedehnte Muskulatur
Großer Gesäßmuskel, Schenkelabspreizer

Durchführungshinweise
- Rechtes Bein gebeugt überschlagen, linkes Knie fixiert oberhalb des Fußgelenks
- Fuß des unteren Beines zum Schienbein anziehen. Dehnung verstärken durch Heranziehen des unteren Beines
- Wechsel

Anmerkung
Nur vorsichtig einsetzen bei Hüftgelenkerkrankungen

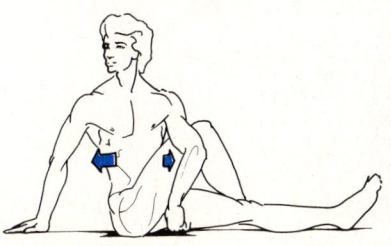

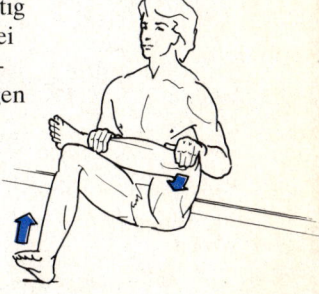

KRAFT

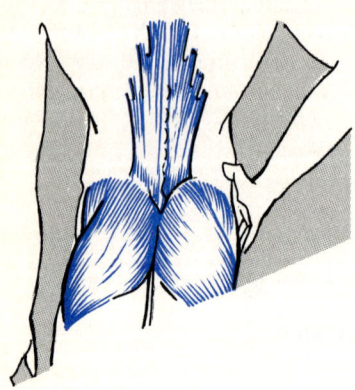

Vorrangig beteiligte Muskulatur
Großer Gesäßmuskel, Rückenstreckmuskulatur (unterer Anteil),
hintere Oberschenkelmuskulatur

Durchführungshinweise
- Hüftgelenk in Verlängerung der
  Geräteachse bringen, Oberschen-
  kel des gebeugten Beines fixiert
  am Polster, Blickrichtung nach
  unten
- Anheben des Polsters durch
  Streckung im Hüftgelenk bis zur
  Waagerechten
- Hohlkreuz durch aktive Bauch-
  muskelspannung vermeiden

Anmerkung
Vorsicht bei Beschwerden im
Bereich der Lendenwirbelsäule

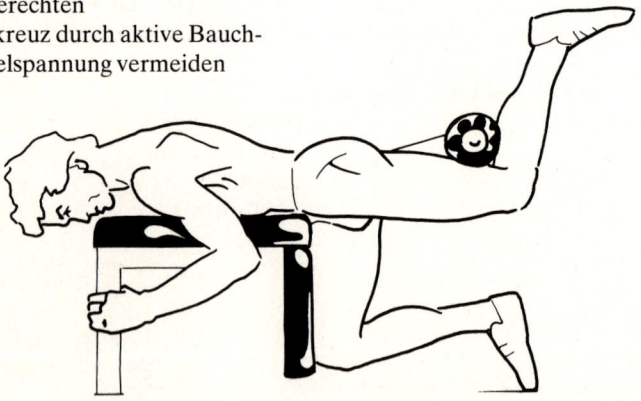

DEHNUNG

Vorrangig gedehnte Muskulatur
Großer Gesäßmuskel

Durchführungshinweise
- Knie beidhändig umfassen, Blick zur Decke
- Anziehen des Knies zur

gegenüberliegenden Schulter
- Das andere Bein hält gestreckt Bodenkontakt (Fuß zum Schienbein anziehen, Ferse ‹herausschieben›)
- Wechsel

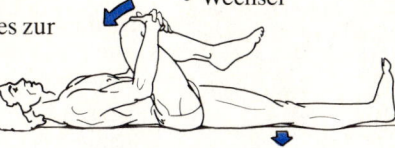

ALTERNATIVEN

A1
Vorrangig gedehnte Muskulatur
Schenkelabspreizer (Abduktoren), innere und äußere schräge Bauchmuskulatur

Durchführungshinweise
- Rechtes Bein über das gestreckte linke Bein überschlagen, Fuß oberhalb des Knies aufstellen, rechter Arm stützt den aufrechten Oberkörper ab (Blickrichtung über rechte Schulter)
- Linker Ellbogen drückt den rechten Oberschenkel zur Gegenseite
- Wechsel

A2
Vorrangig gedehnte Muskulatur
Großer Gesäßmuskel, Schenkelabspreizer

Durchführungshinweise
- Rechtes Bein gebeugt überschlagen, linkes Knie fixiert oberhalb des Fußgelenks
- Fuß des unteren Beines zum Schienbein anziehen. Dehnung verstärken durch Heranziehen des unteren Beines
- Wechsel

Anmerkung
Nur vorsichtig einsetzen bei Hüftgelenkerkrankungen

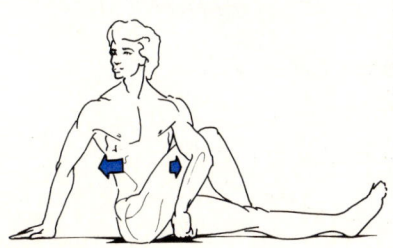

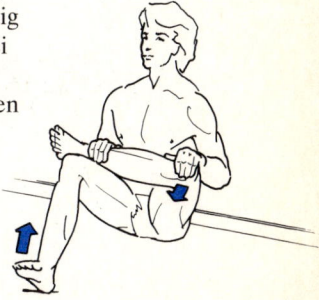

KRAFT

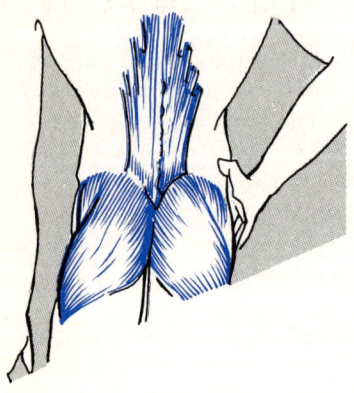

Vorrangig beteiligte Muskulatur
Großer Gesäßmuskel,
untere Rückenstreckmuskulatur

Durchführungshinweise
• Hüftgelenke in Verlängerung
  der Geräteachse bringen, Becken
  fixieren (Gurt), aktives An-
  spannen der Bauchmuskulatur
• Herabdrücken der Polster durch
  Streckung im Hüftgelenk,
  Überstreckung bei fixiertem
  Becken bis maximal 10–15°

Variation
Einbeinige Ausführung

Anmerkung
Vorsicht bei Beschwerden im
Bereich der Lendenwirbelsäule

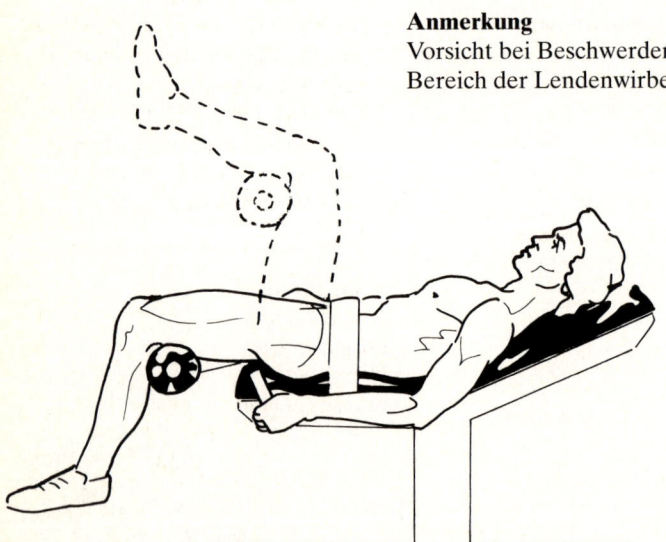

DEHNUNG

Vorrangig gedehnte Muskulatur
Großer Gesäßmuskel

Durchführungshinweise
- Knie beidhändig umfassen, Blick zur Decke

- Anziehen des Knies in Richtung gegenüberliegende Schulter
- Das andere Bein hält gestreckt Bodenkontakt (Fuß zum Schienbein anziehen, Ferse ‹herausschieben›)
- Wechsel

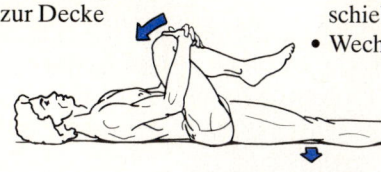

ALTERNATIVEN

A1
Vorrangig gedehnte Muskulatur
Schenkelabspreizer (Abduktoren), innere und äußere schräge Bauchmuskulatur

Durchführungshinweise
- Rechtes Bein über das gestreckte linke Bein überschlagen, Fuß oberhalb des Knies aufstellen, rechter Arm stützt den aufrechten Oberkörper ab (Blickrichtung über rechte Schulter)
- Linker Ellbogen drückt den rechten Oberschenkel zur Gegenseite
- Wechsel

A2
Vorrangig gedehnte Muskulatur
Großer Gesäßmuskel, Schenkelabspreizer

Durchführungshinweise
- Rechtes Bein gebeugt überschlagen, linkes Knie fixiert oberhalb des Fußgelenks
- Fuß des unteren Beines zum Schienbein anziehen, Dehnung verstärken durch Heranziehen des unteren Beines
- Wechsel

Anmerkung
Nur vorsichtig einsetzen bei Hüftgelenkerkrankungen

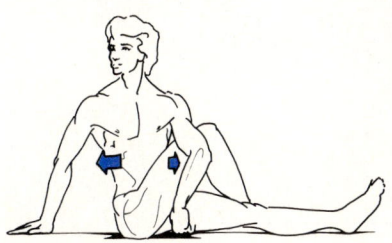

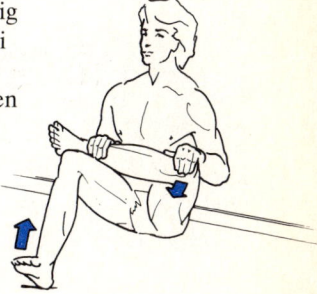

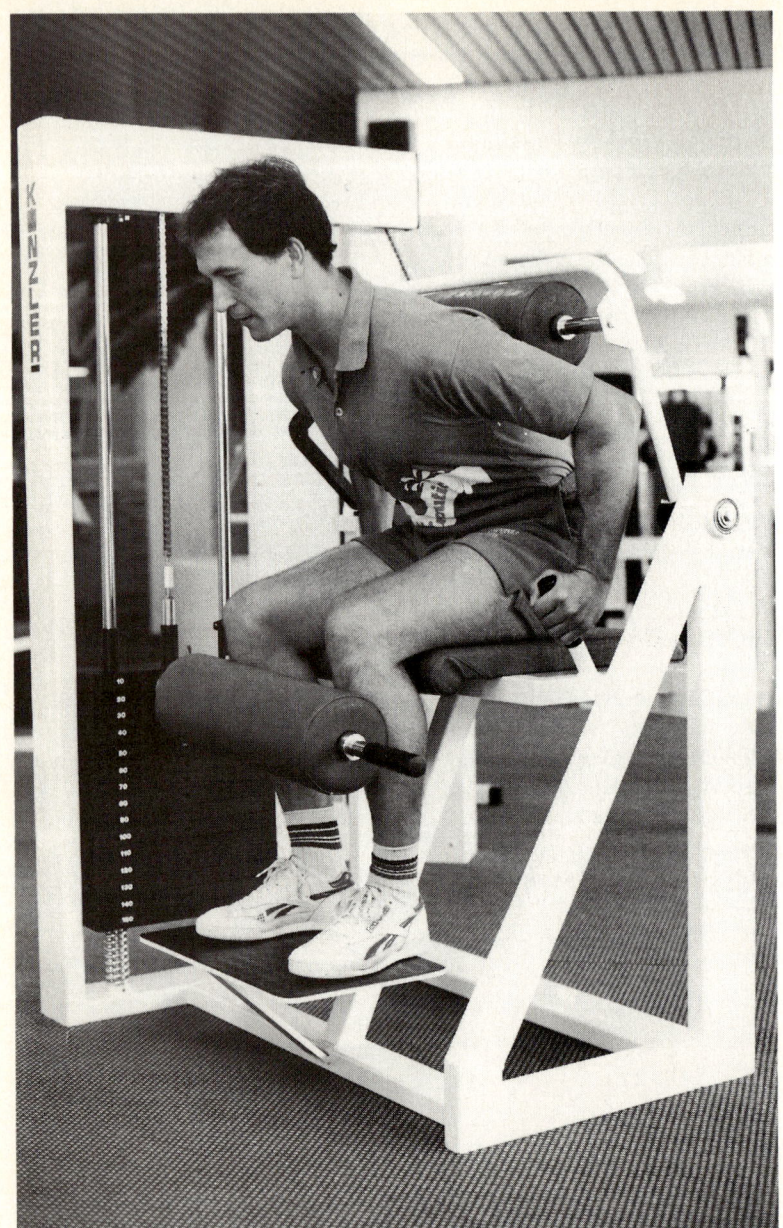

Bauch- und
untere Rückenmuskulatur

Übung 17 bis 21

Bauchmuskeltrainer sitzend

KRAFT

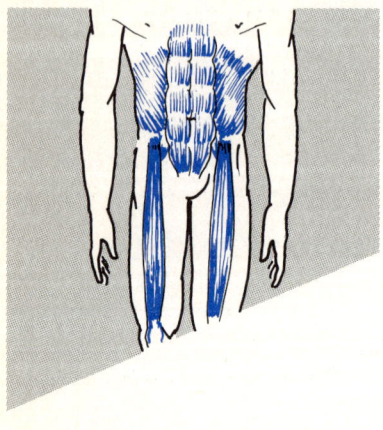

Vorrangig beteiligte Muskulatur
Gerade, innere und äußere schräge
Bauchmuskulatur, Hüftbeuge-
muskulatur, zweigelenkiger
Kniegelenkstrecker

Durchführungshinweise
- Hände auf Bauchdecke auflegen,
  Bauchmuskelspannung erfühlen,
  Kinn zur Brust
- Brustkorb und Becken in einer
  Einrollbewegung annähern

Variation
Füße auf die Fixierung stellen
(Isolierung der Bauchmuskulatur)

Anmerkung
Vorsicht bei Beschwerden im
Bereich der Lendenwirbelsäule

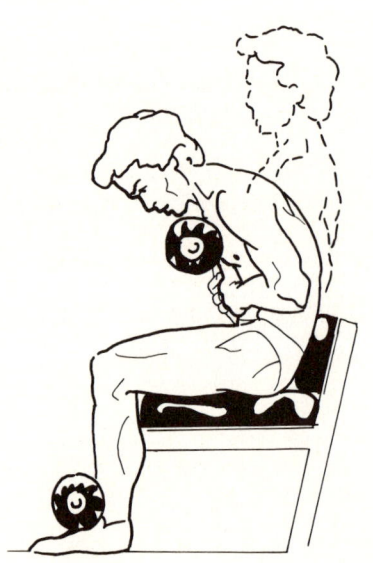

DEHNUNG

Vorrangig gedehnte Muskulatur
Gerade Bauchmuskulatur

Durchführungshinweise
- Beine in Kniegelenken anwinkeln
- Den Rücken nach hinten über die Rolle schieben, so daß eine Rundung im Brustwirbelbereich entsteht, Verstärken der Dehnung durch Zurückführen der Arme
- Aufsitzen über die Seitlage

Anmerkung
Vorzugsweise bei verkürzten Bauchmuskeln einsetzen

Vorsicht
Bei Wirbelsäulenbeschwerden nur nach Rücksprache mit Arzt durchführen

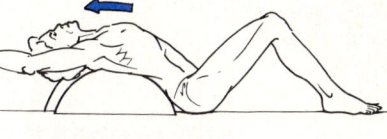

ALTERNATIVEN

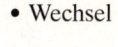

A1
Vorrangig gedehnte Muskulatur
Gerade Bauchmuskulatur

Durchführungshinweise
- In Bauchlage auf Unterarmen abstützen, Füße anziehen, Gesäßmuskulatur aktiv anspannen zur Stabilisation des Beckens
- Dosiertes Aufrichten des Oberkörpers in die Dehnung

Vorsicht
Bei Wirbelsäulenbeschwerden nur nach Rücksprache mit Arzt durchführen

A2
Vorrangig gedehnte Muskulatur
Hüftbeugemuskulatur, gerader Oberschenkelmuskel (m. rectus femoris)

Durchführungshinweise
- Vorderer Ausfallschritt, hinteres Bein in Verlängerung aufsetzen
- Gewicht bei geradem Oberkörper nach vorn verlagern
- Das Becken bleibt frontal (Auswärtsdrehen vermeiden)
- Wechsel

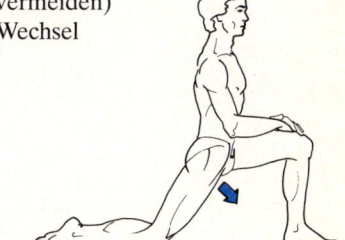

KRAFT

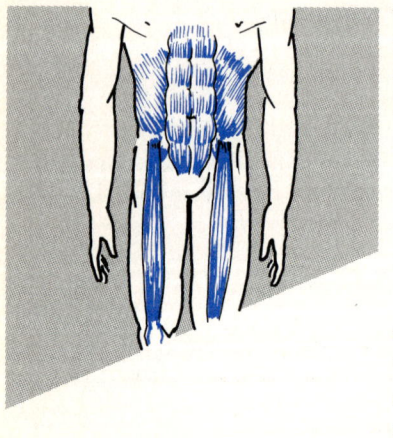

Vorrangig beteiligte Muskulatur
Gerade innere und äußere
schräge Bauchmuskulatur,
Hüftbeugemuskulatur

Variationen
Veränderung der Intensität
durch diverse Arm-Hand-Positionen; Aufrollen mit Eindrehen des
Oberkörpers (schräge Bauch-
muskulatur)

Durchführungshinweise
- Unterschenkel auf Polster auflegen, Kniegelenke rechtwinklig
  gebeugt, Hände auf Bauchdecke
  legen (Bauchmuskelspannung
  erfühlen)

Anmerkung
Bei Beschwerden im Lenden-
wirbelsäulenbereich Füße nicht
fixieren

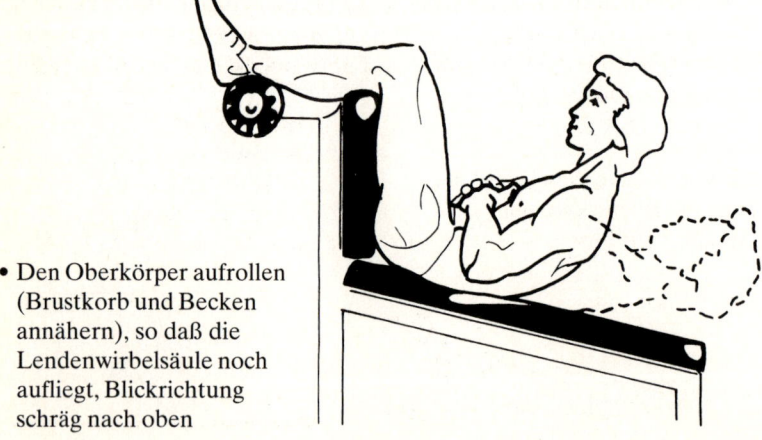

- Den Oberkörper aufrollen
  (Brustkorb und Becken
  annähern), so daß die
  Lendenwirbelsäule noch
  aufliegt, Blickrichtung
  schräg nach oben

DEHNUNG

Vorrangig gedehnte Muskulatur
Gerade Bauchmuskulatur

Durchführungshinweise
- Beine in Kniegelenken anwinkeln
- Den Rücken nach hinten über die Rolle schieben, so daß eine Rundung im Brustwirbelsäulenbereich zustande kommt, Verstärken der Dehnung durch Zurückführen der Arme

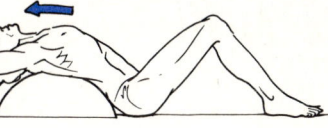

- Aufsitzen über die Seitlage

Anmerkung
Vorzugsweise bei verkürzten Bauchmuskeln einsetzen

Vorsicht
Bei Wirbelsäulenbeschwerden nur nach Rücksprache mit Arzt durchführen

ALTERNATIVEN

A1

Vorrangig gedehnte Muskulatur
Gerade Bauchmuskulatur

Durchführungshinweise
- In Bauchlage auf Unterarmen abstützen, Füße anziehen, Gesäßmuskulatur aktiv anspannen zur Stabilisation des Beckens
- Dosiertes Aufrichten des Oberkörpers in die Dehnung

Vorsicht
Bei Wirbelsäulenbeschwerden nur nach Rücksprache mit Arzt durchführen

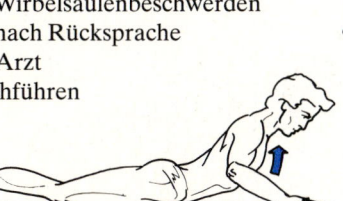

A2

Vorrangig gedehnte Muskulatur
Hüftbeugemuskulatur, gerader Oberschenkelmuskel (m. rectus femoris)

Durchführungshinweise
- Vorderer Ausfallschritt, hinteres Bein in Verlängerung aufsetzen
- Gewicht bei geradem Oberkörper nach vorn verlagern
- Das Becken bleibt frontal (Auswärtsdrehen vermeiden)
- Wechsel

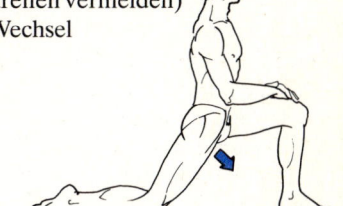

KRAFT

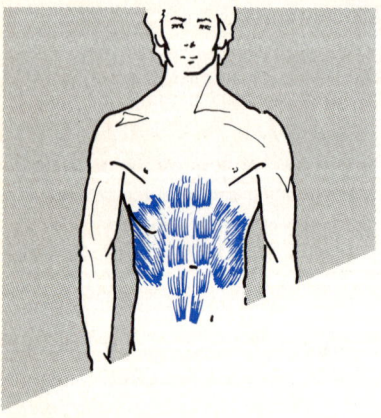

Vorrangig beteiligte Muskulatur
Innere und äußere schräge, gerade
Bauchmuskulatur

Durchführungshinweise
- Arme an vorgesehenen Halte-
  rungen fixieren, Becken stabilisieren
- Die Rumpfrotation (bis jeweils
  ca. 45°) durch bewußtes Anspannen der gesamten Rumpfmuskulatur, insbesondere der
  Bauchmuskulatur, einleiten
- Während der gesamten Bewegung Becken stabil und den
  Rücken aufrecht halten

Anmerkung
Vorsicht bei Beschwerden im
Bereich der Lendenwirbelsäule

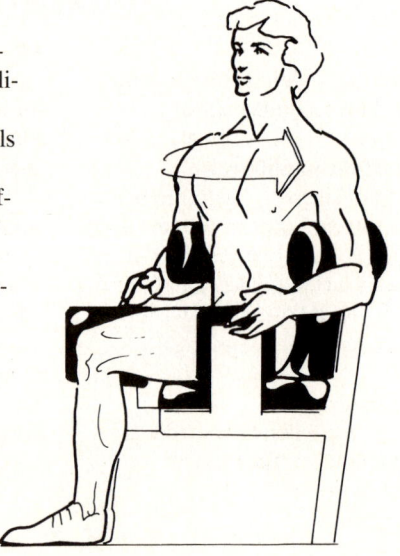

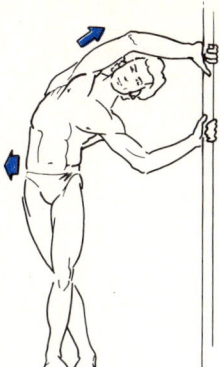

DEHNUNG

Vorrangig gedehnte Muskulatur
Komplexe Dehnung der schrägen und seitlichen Rumpfmuskulatur

Durchführungshinweise
• Rechtes Bein etwas hinter das linke führen, Rumpfseitbeuge nach links, beidhändig abstützen
• Hüfte nach außen schieben, gleichzeitig mit Händen ‹herabwandern›
• Oberkörper und Becken bleiben stets frontal
• Wechsel

ALTERNATIVEN

A1
Vorrangig gedehnte Muskulatur
Schenkelabspreizer (Abduktoren), innere und äußere schräge Bauchmuskulatur

Durchführungshinweise
• Linke Hand umfaßt das rechte Knie, der rechte Arm stabilisiert seitlich ausgestreckt am Boden, Blickrichtung zum rechten Arm
• Knie in Richtung Boden ziehen
• Beide Schultern behalten ständig Bodenkontakt
• Wechsel

Anmerkung
Diese Übung mobilisiert die Lendenwirbelsäule und die Kreuz-Darmbeingelenke

A2
Vorrangig gedehnte Muskulatur
Schenkelabspreizer (Abduktoren), innere und äußere schräge Bauchmuskulatur

Durchführungshinweise
• Rechtes Bein über das gestreckte linke Bein überschlagen, Fuß oberhalb des Knies aufstellen, rechter Arm stützt den aufrechten Oberkörper ab (Blickrichtung über rechte Schulter)
• Linker Ellbogen drückt den rechten Oberschenkel zur Gegenseite
• Wechsel

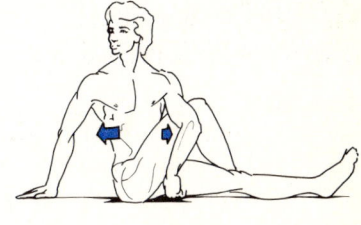

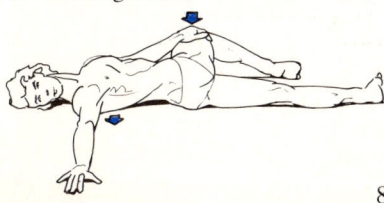

Rückenstrecker sitzend

KRAFT

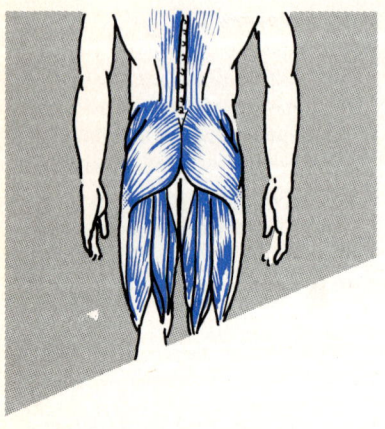

Vorrangig beteiligte Muskulatur
Gesamte Rückenstreckmuskulatur,
großer Gesäßmuskel, hintere
Oberschenkelmuskulatur

Durchführungshinweise
- Hüftgelenke in Deckung mit
  Geräteachse bringen, Beine fixie-
  ren, Becken aktiv stabilisieren
  (Bauchmuskelspannung)

Anmerkung
Vorsicht bei Beschwerden im
Bereich der Lendenwirbelsäule

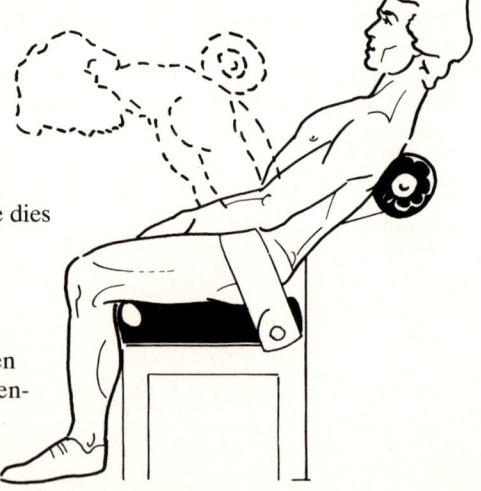

- Den geraden Rücken nur
  so weit zurückführen, wie dies
  ohne Hohlkreuzposition
  durchführbar ist

Variation
Ausführung durch Aufrollen
des Oberkörpers aus ‹Katzen-
buckelhaltung›

DEHNUNG

Vorrangig gedehnte Muskulatur
Rückenstrecker (untere Anteile)

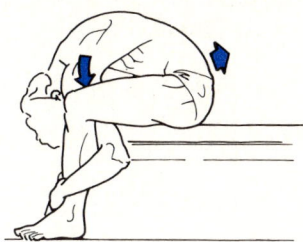

Durchführungshinweise
- Leicht gegrätschter Sitz, durch die Beine die Fußgelenke von außen umfassen
- Kinn zur Brust, durch Zug der Arme die Rundung des Rückens verstärken

Anmerkung
Vorsicht bei Wirbelsäulenbeschwerden und Kreislaufstörungen

ALTERNATIVEN

A1
Vorrangig gedehnte Muskulatur
Untere und tiefe Rückenmuskulatur (m. multifidus und mm. intertransversarii)

Durchführungshinweise
- Fersensitz, Oberkörper bei ständigem Fersenkontakt maximal nach vorn neigen
- Die Arme befinden sich hinter dem Kopf, die Stirn liegt auf dem Boden auf

A2
Vorrangig gedehnte Muskulatur
Untere und tiefe Rückenmuskulatur

Durchführungshinweise
- Rückenlage, hintere Oberschenkel umfassen
- Kopf anheben, Knie in Richtung Stirn ziehen
- Besonders auf gleichmäßige Atmung achten

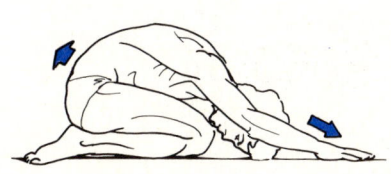

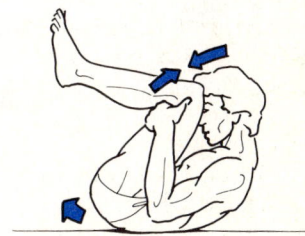

KRAFT

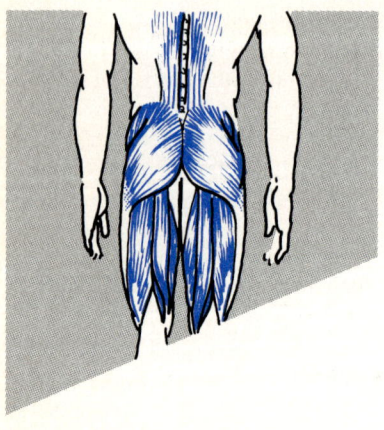

Vorrangig beteiligte Muskulatur
Gesamte Hals- und Rückenstreckmuskulatur, großer Gesäßmuskel,
hintere Oberschenkelmuskulatur

Durchführungshinweise
- Bauchlage, der Beckenkamm
  liegt auf, Hände im Nacken,
  Ellbogen zeigen auf Schulterhöhe
  nach außen, Becken durch bewußtes Anspannen der Gesäßmuskulatur stabilisieren
- Mit der Lendenwirbelsäule
  beginnend Wirbel für Wirbel aufrollen bis zur vollständigen
  Streckung der Wirbelsäule (keine
  Überstreckung)
- In der Endposition Blickrichtung
  zum Boden

Variationen
Veränderung der Intensität durch
diverse Arm-Hand-Positionen

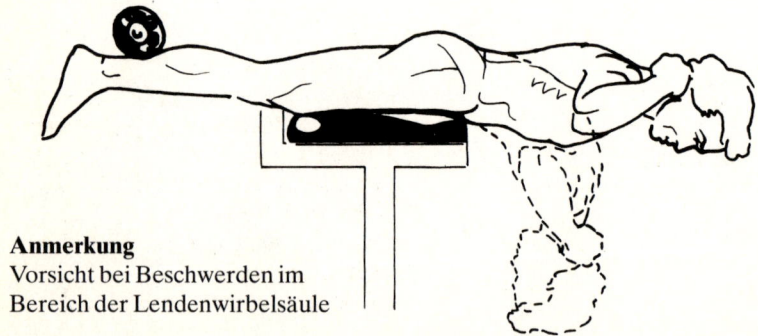

Anmerkung
Vorsicht bei Beschwerden im
Bereich der Lendenwirbelsäule

DEHNUNG

Vorrangig gedehnte Muskulatur
Rückenstrecker (untere Anteile)

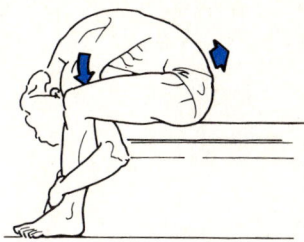

Durchführungshinweise
- Leicht gegrätschter Sitz, durch die Beine die Fußgelenke von außen umfassen
- Kinn zur Brust, durch Zug der Arme die Rundung des Rückens verstärken

Anmerkung
Vorsicht bei Wirbelsäulenbeschwerden und Kreislaufstörungen

ALTERNATIVEN

A1
Vorrangig gedehnte Muskulatur
Untere und tiefe Rückenmuskulatur (m. multifidus und mm. intertransversarii)

Durchführungshinweise
- Fersensitz, Oberkörper bei ständigem Fersenkontakt maximal nach vorn neigen
- Die Arme befinden sich hinter dem Kopf, die Stirn liegt auf dem Boden auf

A2
Vorrangig gedehnte Muskulatur
Rückenstreckmuskulatur, hintere Oberschenkelmuskulatur

Durchführungshinweise
- Beidarmiges Umfassen der hinteren Oberschenkel bei leicht gebeugten Knie
- Kinn zur Brust, Rücken maximal ‹rund machen›, durch vermehrtes Strecken der Kniegelenke Dehnung verstärken

Anmerkungen
Vorsicht bei Wirbelsäulenbeschwerden und Kreislaufstörungen. Bei verkürzter hinterer Oberschenkelmuskulatur Übung durch Alternativdehnübung ersetzen

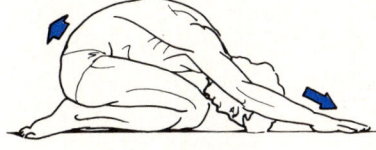

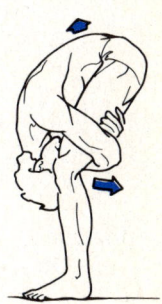

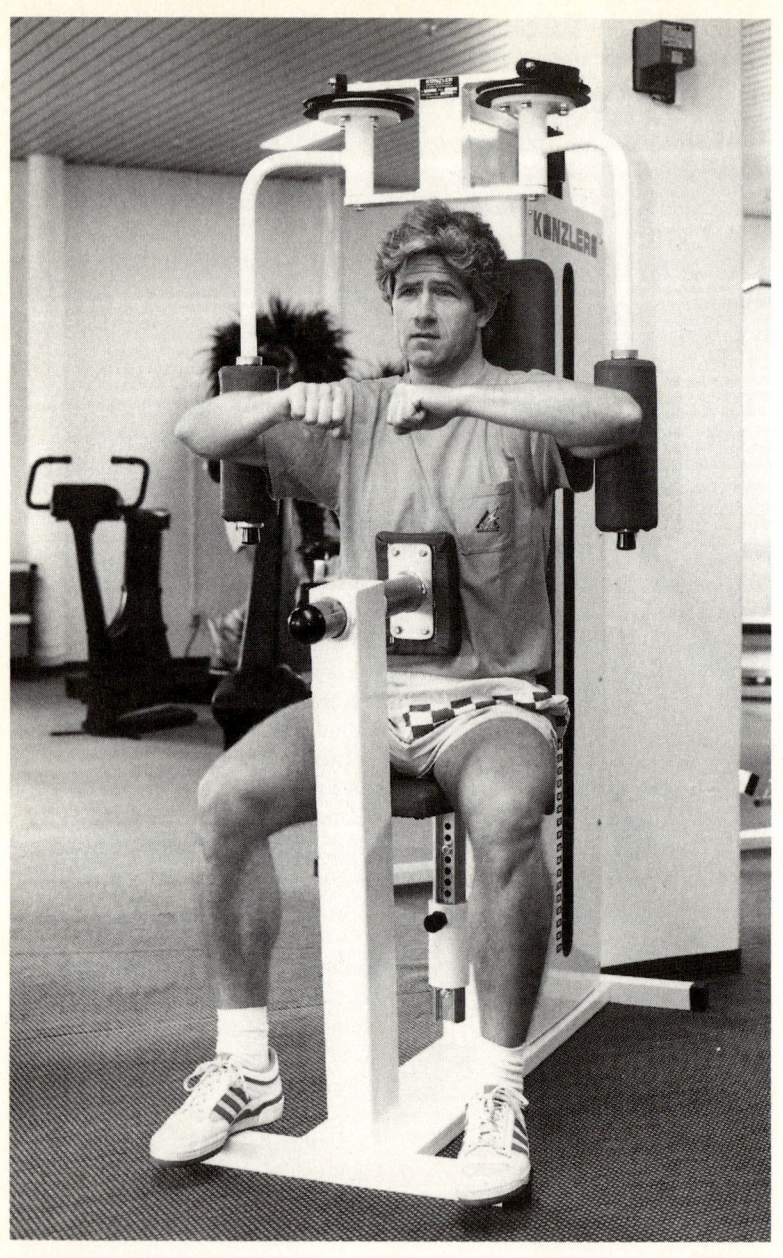

Obere Rückenmuskulatur

Übung 22 bis 26

KRAFT

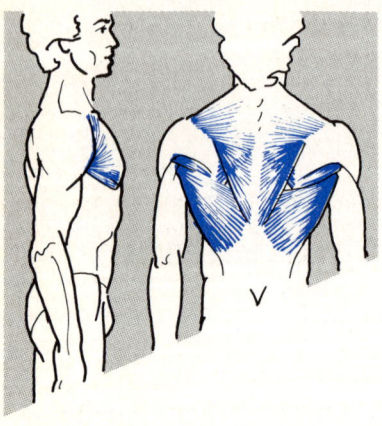

Vorrangig beteiligte Muskulatur
Breiter Rückenmuskel, großer und kleiner Rundmuskel, Bizeps, innere Armbeuger, Oberarmspeichenmuskel, Brustmuskulatur (unterer Anteil)

Durchführungshinweise
- Anfangsposition mit gestreckten Armen, Körper fixieren, Stange etwas weiter als schulterbreit im Ristgriff umfassen, Blickrichtung geradeaus
- Zunächst Schultern bewußt herabziehen, dann Stange mit den Armen senkrecht bis etwa auf Nackenhöhe herabziehen

Variationen
Diverse Griffvarianten und Zugrichtungen

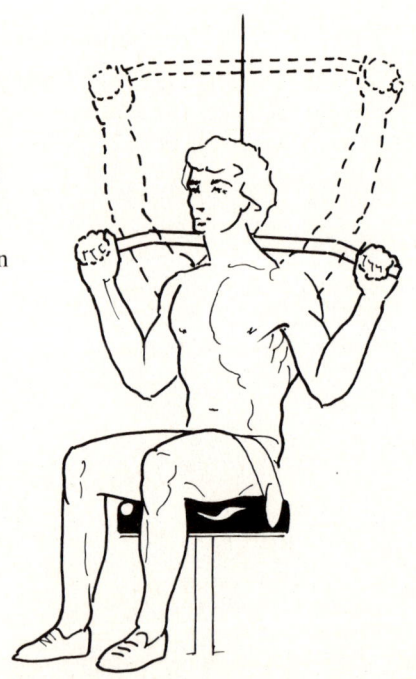

DEHNUNG

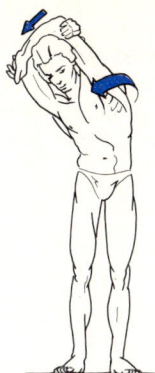

Vorrangig gedehnte Muskulatur
Breiter Rückenmuskel (Latissimus), dreigelenkiger Armstrecker (Trizeps)

Durchführungshinweise
• Schulterbreiter Stand, rechte Hand umfaßt den linken Ellbogen und zieht diesen hinter den Nacken
• Vorbeugen des Oberkörpers bei gleichzeitiger Dehnung nach links
• Becken bleibt frontal
• Wechsel

ALTERNATIVEN

A1
Vorrangig gedehnte Muskulatur
Komplexe Dehnung der schrägen und seitlichen Rumpfmuskulatur

Durchführungshinweise
• Einbeiniger Kniestand, das andere Bein seitlich gestreckt abgespreizt, der untere Arm stützt ab
• Der obere Arm zieht seitlich am Kopf anliegend in die Dehnung
• Oberkörper und Hüfte bleiben frontal (keine Ausweichbewegung)
• Wechsel

A2
Vorrangig gedehnte Muskulatur
Komplexe Dehnung der schrägen und seitlichen Rumpfmuskulatur

Durchführungshinweise
• Rechtes Bein etwas hinter das linke führen, Rumpfseitbeuge nach links, beidhändig abstützen
• Hüfte nach außen schieben, gleichzeitig mit Händen ‹herabwandern›
• Oberkörper und Becken bleiben stets frontal
• Wechsel

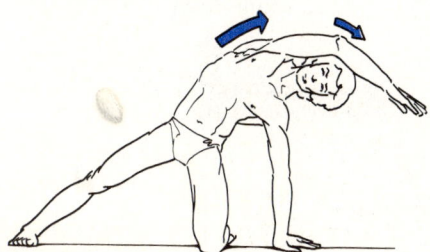

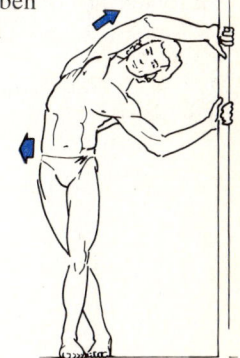

Pull-over

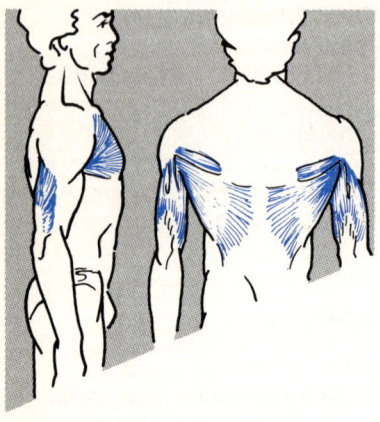

Vorrangig beteiligte Muskulatur
Breiter Rückenmuskel, Brust-
muskulatur, großer Rundmuskel,
Trizeps (c. longum)

Durchführungshinweise
- Schultergelenke in Verlängerung
  der Geräteachse bringen, Rücken
  an Lehne fixieren, Blickrichtung
  geradeaus
- Druckpunkt an der Oberarmrückseite, Bügel so weit wie
  möglich nach vorn-unten ziehen
- Nur so weit nach hinten-oben
  ausholen, daß der Rücken
  vollständig an der Lehne anliegt

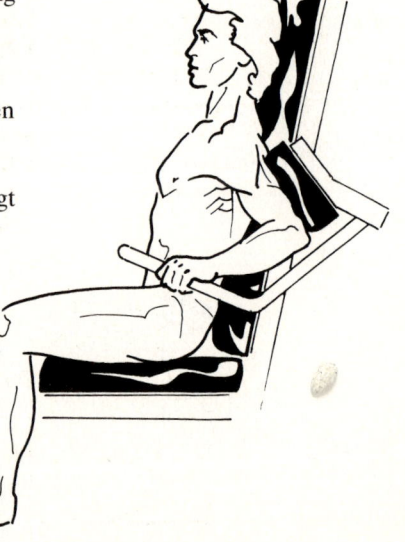

Pull-over

DEHNUNG

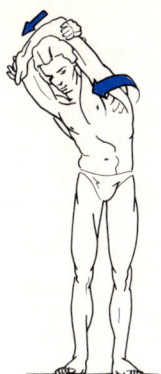

Vorrangig gedehnte Muskulatur
Breiter Rückenmuskel (Latissimus), dreigelenkiger Armstrecker (Trizeps)

Durchführungshinweise
• Schulterbreiter Stand, rechte Hand umfaßt den linken Ellbogen und zieht diesen hinter den Nacken
• Vorbeugen des Oberkörpers bei gleichzeitiger Drehung nach links
• Becken bleibt frontal
• Wechsel

ALTERNATIVEN

A1
Vorrangig gedehnte Muskulatur
Komplexe Dehnung der schrägen und seitlichen Rumpfmuskulatur

Durchführungshinweise
• Einbeiniger Kniestand, das andere Bein seitlich gestreckt abgespreizt, der untere Arm stützt ab
• Der obere Arm zieht seitlich am Kopf anliegend in die Dehnung
• Oberkörper und Hüfte bleiben frontal (keine Ausweichbewegung)
• Wechsel

A2
Vorrangig gedehnte Muskulatur
Komplexe Dehnung der schrägen und seitlichen Rumpfmuskulatur

Durchführungshinweise
• Rechtes Bein etwas hinter das linke führen, Rumpfseitbeuge nach links, beidhändig abstützen
• Hüfte nach außen schieben, gleichzeitig mit Händen ‹herabwandern›
• Oberkörper und Becken bleiben stets frontal
• Wechsel

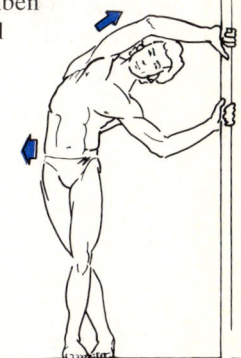

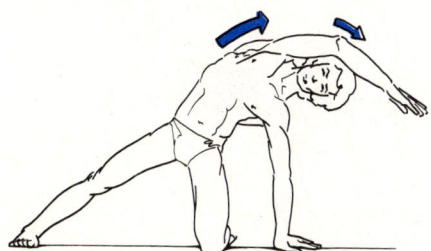

KRAFT

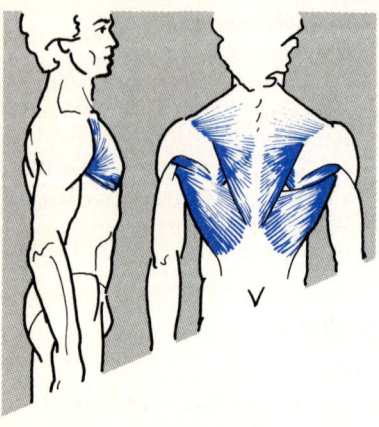

Vorrangig beteiligte Muskulatur
Breiter Rückenmuskel, Brust-
muskulatur, großer und kleiner
Rundmuskel, Kapuzenmuskel,
Rautenmuskulatur

Durchführungshinweise
- Schultergelenke in Deckung
  mit Geräteachse bringen, Rücken
  an Lehne fixieren, Blickrichtung
  geradeaus
- Druckpunkt an der Oberarmrückseite, Polster zum Rumpf
  drücken
- Ellbogen zeigen stets nach
  außen

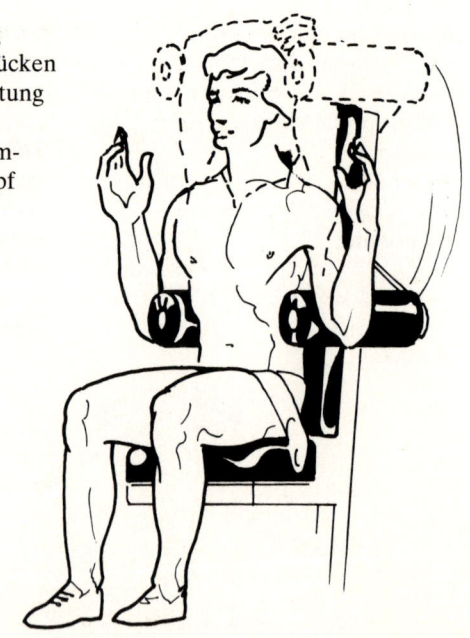

DEHNUNG

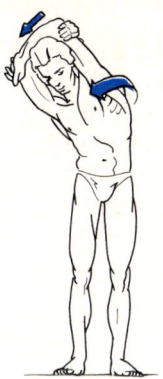

Vorrangig gedehnte Muskulatur
Breiter Rückenmuskel (Latissimus), dreigelenkiger Armstrecker (Trizeps)

Durchführungshinweise
• Schulterbreiter Stand, rechte Hand umfaßt den linken Ellbogen und zieht diesen hinter den Nacken
• Vorbeugen des Oberkörpers bei gleichzeitiger Drehung nach links
• Becken bleibt frontal
• Wechsel

ALTERNATIVEN

A1
Vorrangig gedehnte Muskulatur
Komplexe Dehnung der schrägen und seitlichen Rumpfmuskulatur

Durchführungshinweise
• Einbeiniger Kniestand, das andere Bein seitlich gestreckt abgespreizt, der untere Arm stützt ab
• Der obere Arm zieht seitlich am Kopf anliegend in die Dehnung
• Oberkörper und Hüfte bleiben frontal (keine Ausweichbewegung)
• Wechsel

A2
Vorrangig gedehnte Muskulatur
Komplexe Dehnung der schrägen und seitlichen Rumpfmuskulatur

Durchführungshinweise
• Rechtes Bein etwas hinter das linke führen, Rumpfseitbeuge nach links, beidhändig abstützen
• Hüfte nach außen schieben, gleichzeitig mit Händen ‹herabwandern›
• Oberkörper und Becken bleiben stets frontal
• Wechsel

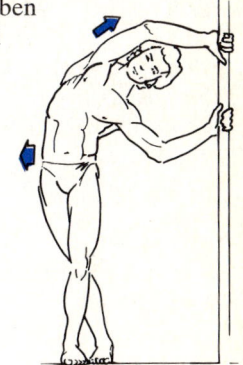

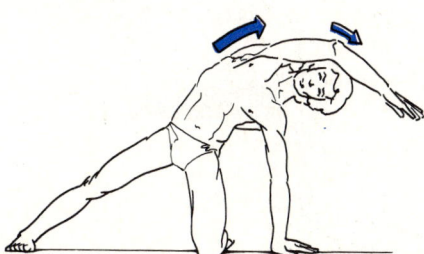

KRAFT

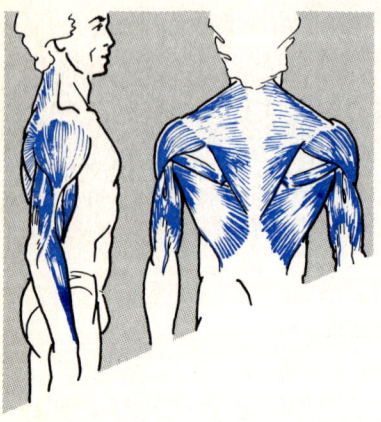

Vorrangig beteiligte Muskulatur
Breiter Rückenmuskel, Deltamuskel (hinterer Anteil), großer
Rundmuskel, Bizeps, Trizeps
(c. longum), Rautenmuskulatur,
Kapuzenmuskel, innerer Armbeuger, Oberarmspeichenmuskel

Durchführungshinweise
- Arme waagerecht, Griffe bei
  vollständiger Streckung der Arme
  umfassen, Rumpf stabilisieren
  (Bauchmuskulatur aktiv anspannen), Blickrichtung
  geradeaus

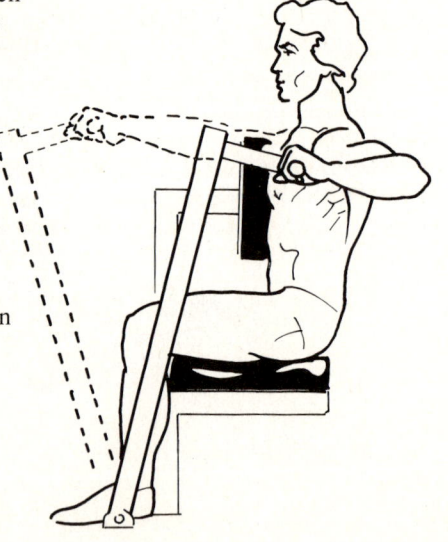

- Zunächst bewußt die
  Schultern zurückziehen,
  dann Griffe mit den Armen
  zum Körper ziehen, Ellbogen
  zeigen nach außen

Variationen
Diverse Griffvarianten und
Zugrichtungen

DEHNUNG

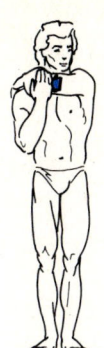

Vorrangig gedehnte Muskulatur
Deltamuskel (hinterer Anteil), Rautenmuskel, Kapuzenmuskel (mittlerer Anteil)

Durchführungshinweise
- Ellbogen umfassen, Arm etwas über der Waagerechten
- Den Ellbogen in Richtung gegenüberliegende Schulter ziehen, Blickrichtung über die Schulter der zu dehnenden Seite
- Wechsel

ALTERNATIVEN

A1
Vorrangig gedehnte Muskulatur
Rautenmuskel, Deltamuskel (hinterer Anteil), Kapuzenmuskel, Schulterblattheber

Durchführungshinweise
- Den Arm auf Achselhöhe fixieren, gegenseitiges Bein nach vorn setzen
- Auswärtsdrehen des Rumpfes in die Dehnung
- Aktives Anspannen der Bauchmuskulatur (kein Hohlkreuz)
- Wechsel

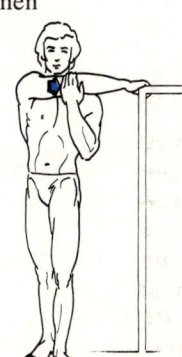

A2
Vorrangig gedehnte Muskulatur
Breiter Rückenmuskel (Latissimus), dreigelenkiger Armstrecker (Trizeps)

Durchführungshinweise
- Schulterbreiter Stand, rechte Hand umfaßt den linken Ellbogen und zieht diesen hinter den Nacken
- Vorbeugen des Oberkörpers bei gleichzeitiger Drehung nach links
- Becken bleibt frontal
- Wechsel

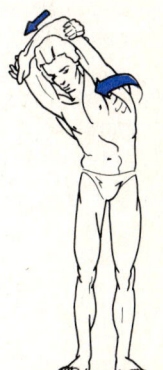

KRAFT

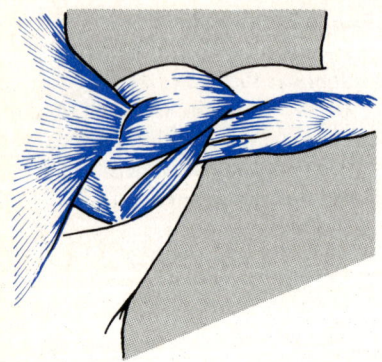

Vorrangig beteiligte Muskulatur
Deltamuskel (hinterer Anteil),
Rautenmuskulatur, Kapuzen-
muskel, großer Rundmuskel,
Trizeps (c. longum), Schulterblatt-
heber

Durchführungshinweise
- Schultergelenke in Deckung mit
  Drehachse bringen, Ellbogen und
  Hände befinden sich in Schulter-
  höhe in der Waagerechten, Brust
  an Polster fixieren, Blickrichtung
  geradeaus
- Druckpunkt an der Oberarm-
  rückseite, Ellbogen hinter die
  Schulterachse zurückführen

Variation
Oberarme im Schultergelenk
außenrotiert, Hände zeigen
nach oben

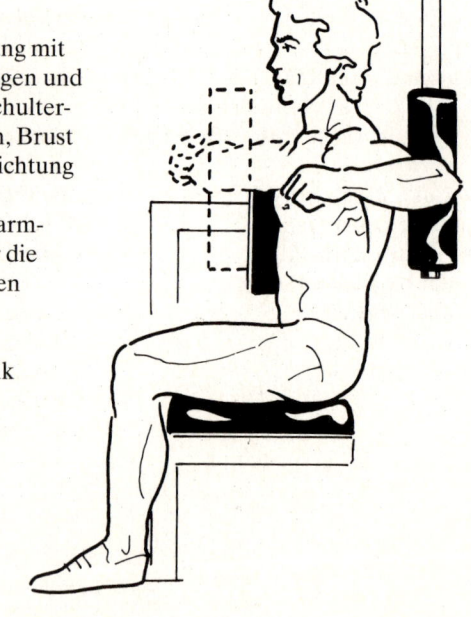

DEHNUNG

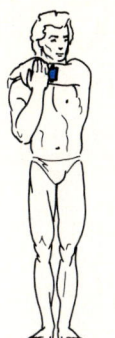

Vorrangig gedehnte Muskulatur
Deltamuskel (hinterer Anteil), Rautenmuskel, Kapuzenmuskel (mittlerer Anteil)

Durchführungshinweise
• Ellbogen umfassen, Arm etwas über der Waagerechten
• Den Ellbogen in Richtung gegenüberliegende Schulter ziehen, Blickrichtung über die Schulter der zu dehnenden Seite
• Wechsel

ALTERNATIVEN

A1
Vorrangig gedehnte Muskulatur
Rautenmuskel, Deltamuskel (hinterer Anteil), Kapuzenmuskel, Schulterblattheber

Durchführungshinweise
• Den Arm auf Achselhöhe fixieren, gegenseitiges Bein nach vorn setzen
• Auswärtsdrehen des Rumpfes in die Dehnung
• Aktives Anspannen der Bauchmuskel (kein Hohlkreuz)
• Wechsel

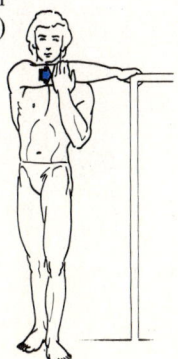

A2
Vorrangig gedehnte Muskulatur
Seitl. Halsmuskulatur, Kapuzenmuskel (oberer Anteil), Schulterblattheber

Durchführungshinweise
• Den Kopf von der Gegenseite umfassen
• Den Kopf seitwärts zur Schulter ziehen, Blickrichtung geradeaus, der gegenseitige Arm stemmt in Richtung Boden
• Wechsel

Variation
Zugrichtung seitwärts-vorwärts, Blick in Richtung Achselhöhle

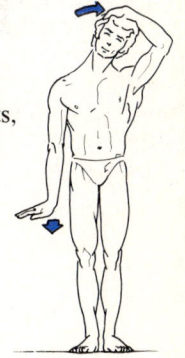

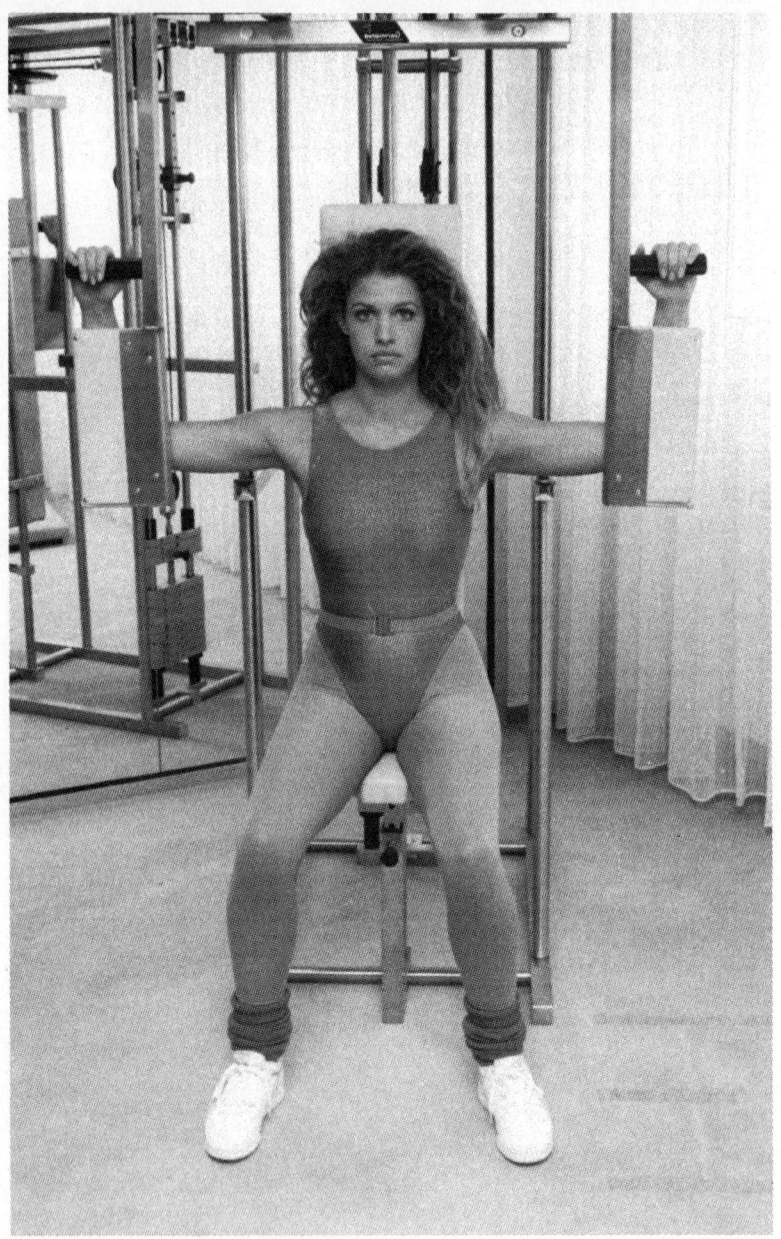

Brustmuskulatur

Übung 27 bis 31

KRAFT

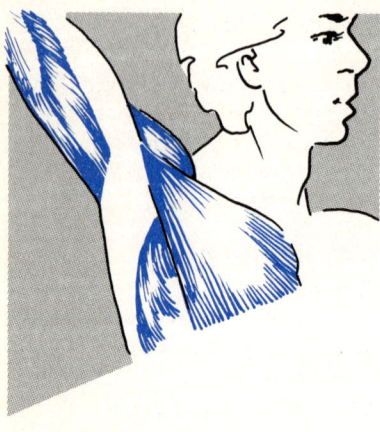

Vorrangig beteiligte Muskulatur
Brustmuskulatur, Trizeps, vorderer Sägemuskel, Deltamuskel (vorderer Anteil)

Durchführungshinweise
- Griffe etwas weiter als schulterbreit in Brusthöhe umfassen, Handgelenke aktiv stabilisieren, Ellbogen exakt unter der Stange
- Bewegung bis zur annähernden Streckung der Ellbogengelenke
- Beine anwinkeln, Lendenwirbelsäule stets auf Polster fixieren

Variationen
Breitere Griffhaltung: Betonung der Brustmuskulatur, engere Griffhaltung: Betonung des Trizeps; Schrägbank: diverse Winkelpositionen

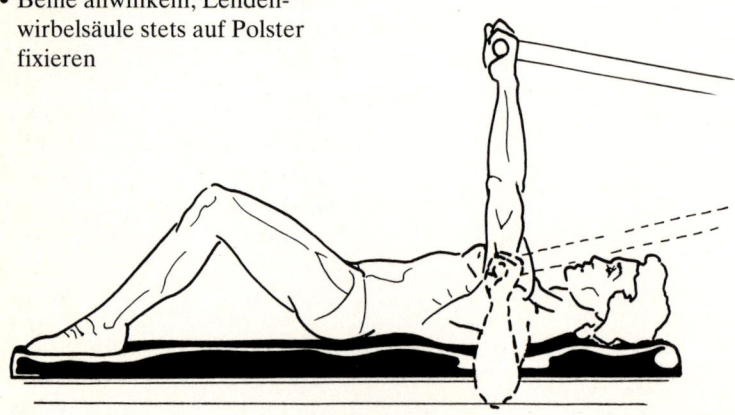

DEHNUNG

Vorrangig gedehnte Muskulatur
Brustmuskulatur, Deltamuskel (vorderer Anteil)

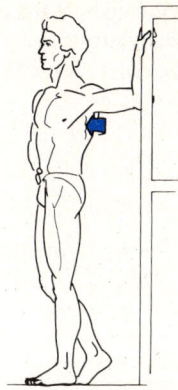

Durchführungshinweise
- Den Unterarm bei angewinkeltem Ellbogen auf Schulterhöhe fixieren
- Schrittstellung, Fuß der gleichen Seite zeigt nach vorn
- Auswärtsdrehen des Rumpfes in die Dehnung
- Wechsel

Variationen
Fixieren über Schulterhöhe: Betonung der unteren Muskelanteile, Fixieren unter Schulterhöhe: Betonung der oberen Muskelanteile

ALTERNATIVEN

A1
Vorrangig gedehnte Muskulatur
Brustmuskulatur

Durchführungshinweise
- Kniestand, Oberkörper waagerecht, gestreckte Arme schulterbreit fixieren
- Brustkorb nach unten in die Dehnung führen (Blickrichtung zum Boden)

A2
Vorrangig gedehnte Muskulatur
Dreiköpfiger Armstrecker (Trizeps)

Durchführungshinweise
- Schulterbreiter Stand, Kniegelenke leicht gebeugt, Handfläche auf gleichseitiges Schulterblatt legen
- Die gegenseitige Hand zieht den Ellbogen nach hinten-unten
- Wechsel

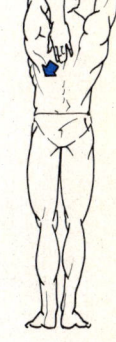

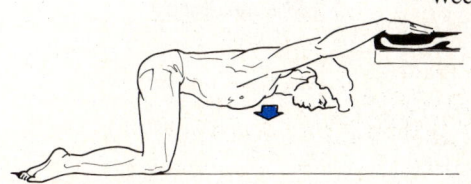

Bankdrücken horizontal

KRAFT

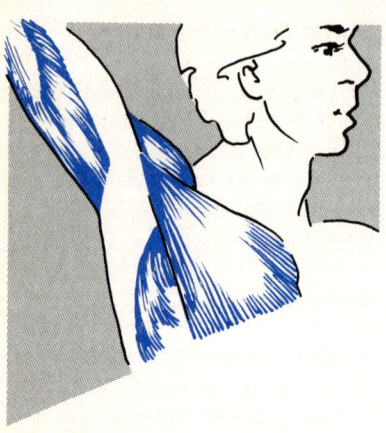

Vorrangig beteiligte Muskulatur
Großer Brustmuskel, Deltamuskel, Trizeps, vorderer Sägemuskel

Durchführungshinweise
- Griffe in Brusthöhe umfassen, Handgelenke aktiv stabilisieren (nicht überstrecken), Rücken an Lehne fixieren, Blickrichtung geradeaus
- Bewegung bis zur annähernden Streckung der Ellbogengelenke

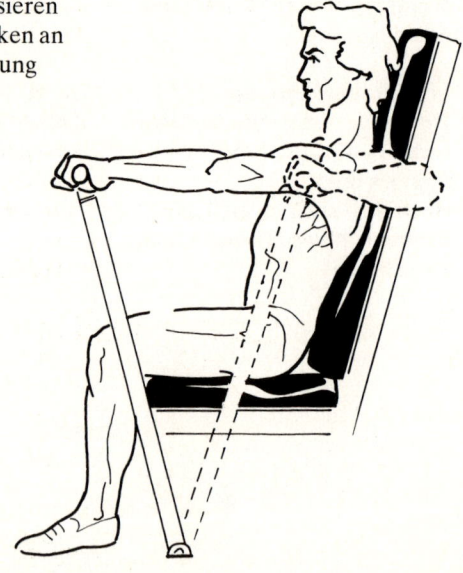

DEHNUNG

Vorrangig gedehnte Muskulatur
Brustmuskulatur, Deltamuskel (vorderer Anteil)

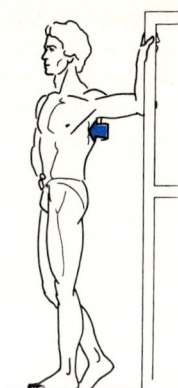

Durchführungshinweise
- Den Unterarm bei angewinkeltem Ellbogen auf Schulterhöhe fixieren
- Schrittstellung, Fuß der gleichen Seite zeigt nach vorn
- Auswärtsdrehen des Rumpfes in die Dehnung
- Wechsel

Variationen
Fixieren über Schulterhöhe: Betonung der unteren Muskelanteile, Fixieren unter Schulterhöhe: Betonung der oberen Muskelanteile

ALTERNATIVEN

A1
Vorrangig gedehnte Muskulatur
Brustmuskulatur

Durchführungshinweise
- Kniestand, Oberkörper waagerecht, gestreckte Arme schulterbreit fixieren
- Brustkorb nach unten in die Dehnung führen (Blickrichtung zum Boden)

A2
Vorrangig gedehnte Muskulatur
Brustmuskulatur, Bizeps

Durchführungshinweise
- Kniestand, Oberkörper abwärts geneigt, einen Arm seitlich wegstrecken
- Herabsenken der Schulter in die Dehnung
- Wechsel

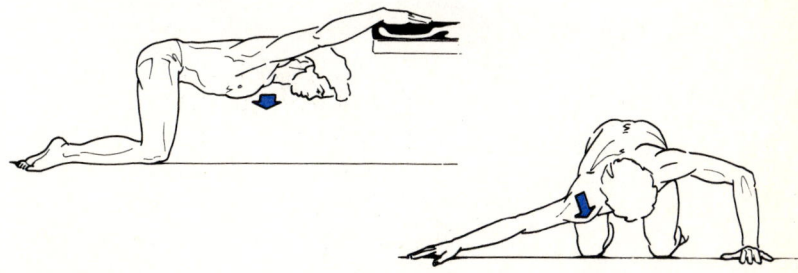

KRAFT

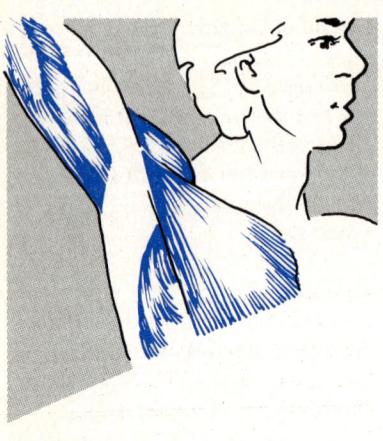

Vorrangig beteiligte Muskulatur
Großer Brustmuskel
(insbesondere unterer Anteil),
Trizeps, Deltamuskel (vorderer und
mittlerer Anteil), vorderer Sägemuskel

Durchführungshinweise
- Griffe in Schulterhöhe umfassen,
  Handgelenke aktiv stabilisieren
  (nicht überstrecken), Ellbogen
  zeigen schräg nach unten, Rücken
  und Kopf an Lehne fixieren,
  Blickrichtung geradeaus

Variationen
Diverse Griffhöhen

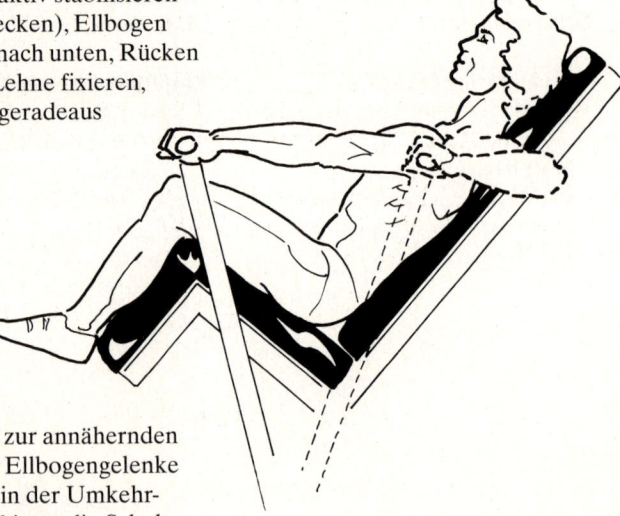

- Bewegung bis zur annähernden
  Streckung der Ellbogengelenke
- Die Ellbogen in der Umkehrphase dosiert hinter die Schulterachse zurückführen

DEHNUNG

Vorrangig gedehnte Muskulatur
Brustmuskulatur, Deltamuskel (vorderer Anteil)

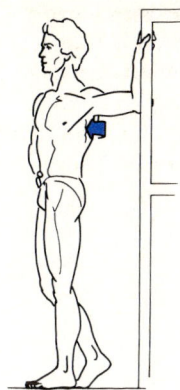

Durchführungshinweise
- Den Unterarm bei angewinkeltem Ellbogen auf Schulterhöhe fixieren
- Schrittstellung, Fuß der gleichen Seite zeigt nach vorn
- Auswärtsdrehen des Rumpfes in die Dehnung
- Wechsel

Variationen
Fixieren über Schulterhöhe: Betonung der unteren Muskelanteile, Fixieren unter Schulterhöhe: Betonung der oberen Muskelanteile

ALTERNATIVEN

A1
Vorrangig gedehnte Muskulatur
Brustmuskulatur

Durchführungshinweise
- Kniestand, Oberkörper waagerecht, gestreckte Arme schulterbreit fixieren
- Brustkorb nach unten in die Dehnung führen (Blickrichtung zum Boden)

A2
Vorrangig gedehnte Muskulatur
Dreiköpfiger Armstrecker (Trizeps)

Durchführungshinweise
- Schulterbreiter Stand, Kniegelenke leicht gebeugt, Handfläche auf gleichseitiges Schulterblatt legen
- Die gegenseitige Hand zieht den Ellbogen nach hinten-unten
- Wechsel

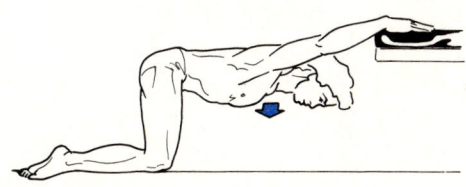

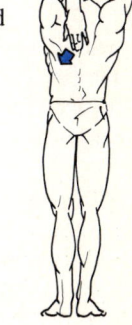

KRAFT

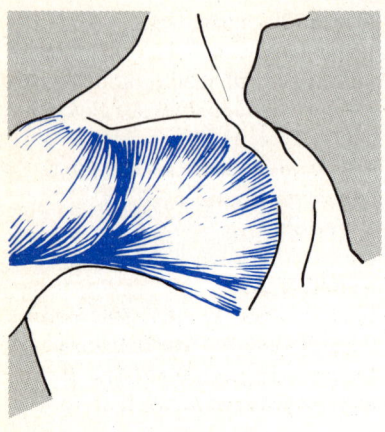

Vorrangig beteiligte Muskulatur
Großer Brustmuskel, Deltamuskel
(vorderer Anteil)

Durchführungshinweise
- Ellbogen auf Schulterhöhe,
  Hände zeigen nach oben, Rücken
  und Kopf auf Lehne fixieren,
  Blickrichtung geradeaus
- Druckpunkt an der Unterarm-
  innenseite, Polster vor Körper
  zusammenführen
- Die Ellbogen in der Umkehr-
  phase nur wenig hinter die
  Schulterachse zurückführen

Variationen
Diverse Rotationsstellungen
im Schultergelenk (Hände zeigen
nach vorn)

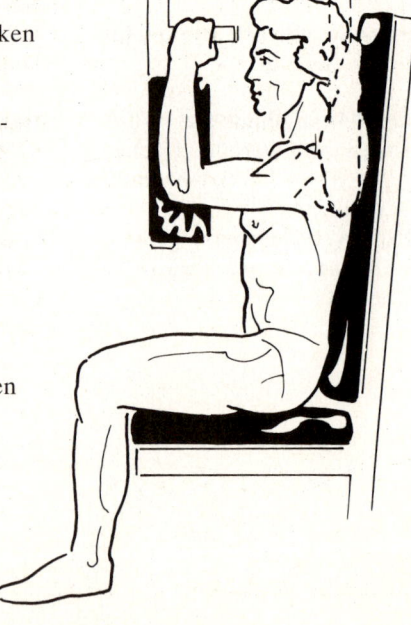

Butterfly

DEHNUNG

Vorrangig gedehnte Muskulatur
Brust-muskulatur, Deltamuskel (vorderer Anteil)

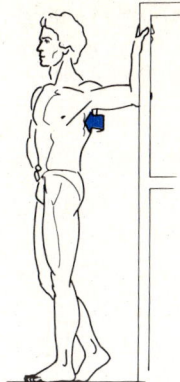

Durchführungshinweise
- Den Unterarm bei angewinkeltem Ellbogen auf Schulterhöhe fixieren
- Schrittstellung, Fuß der gleichen Seite zeigt nach vorn
- Auswärtsdrehen des Rumpfes in die Dehnung
- Wechsel

Variationen
Fixieren über Schulterhöhe: Betonung der unteren Muskelanteile, Fixieren unter Schulterhöhe: Betonung der oberen Muskelanteile

ALTERNATIVEN

A1
Vorrangig gedehnte Muskulatur
Brustmuskulatur, Bizeps

Durchführungshinweise
- Kniestand, Oberkörper abwärts geneigt, einen Arm seitlich wegstrecken
- Herabsenken der Schulter in die Dehnung
- Wechsel

A2
Vorrangig gedehnte Muskulatur
Brustmuskulatur

Durchführungshinweise
- Stabiler Stand, waagerechter Oberkörper, gestreckte Arme etwas über schulterbreit fixieren
- Brustkorb nach unten in die Dehnung führen

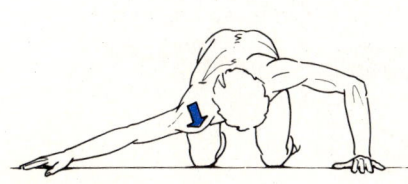

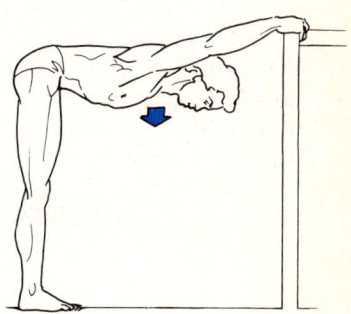

Butterfly liegend

KRAFT

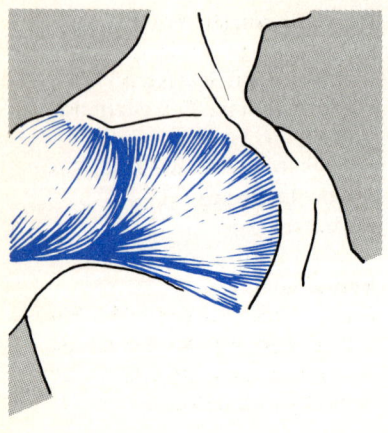

Vorrangig beteiligte Muskulatur
Großer Brustmuskel, Deltamuskel
(vorderer Anteil)

Durchführungshinweise

- Beine anwinkeln, Lendenwirbelsäule auf Unterlage fixieren, Ellbogen zeigen auf Schulterhöhe
nach außen
- Druckpunkt an der Oberarm-
vorderseite, Polster über der
Brust zusammenführen

- Die Ellbogen in der Umkehrphase nur wenig hinter die
Schulterachse zurückführen

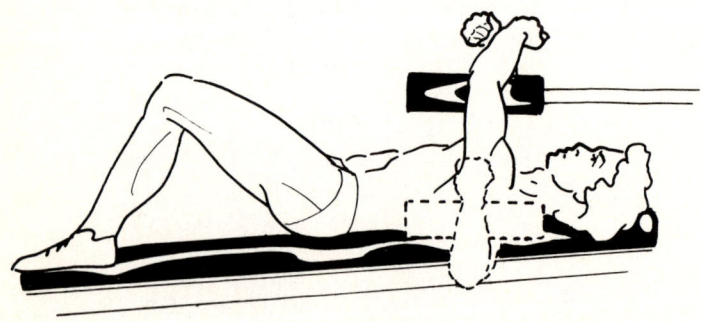

Butterfly liegend

DEHNUNG

**Vorrangig
gedehnte
Muskulatur**
Brust-
muskulatur,
Deltamuskel
(vorderer
Anteil)

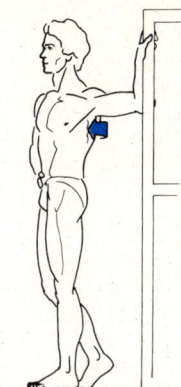

Durchführungshinweise
- Den Unterarm bei angewinkeltem
  Ellbogen auf Schulterhöhe fixieren
- Schrittstellung, Fuß der gleichen
  Seite zeigt nach vorn
- Auswärtsdrehen des Rumpfes
  in die Dehnung
- Wechsel

Variationen
Fixieren über Schulterhöhe: Betonung der unteren Muskelanteile,
Fixieren unter Schulterhöhe: Betonung der oberen Muskelanteile

ALTERNATIVEN

A1
Vorrangig gedehnte Muskulatur
Brustmuskulatur

Durchführungshinweise
- Kniestand, Oberkörper waagerecht, gestreckte Arme schulterbreit fixieren
- Brustkorb nach unten in die
  Dehnung führen (Blickrichtung
  zum Boden)

A2
Vorrangig gedehnte Muskulatur
Brustmuskulatur, Bizeps

Durchführungshinweise
- Kniestand, Oberkörper abwärts
  geneigt, einen Arm seitlich wegstrecken
- Herabsenken der Schulter
  in die Dehnung
- Wechsel

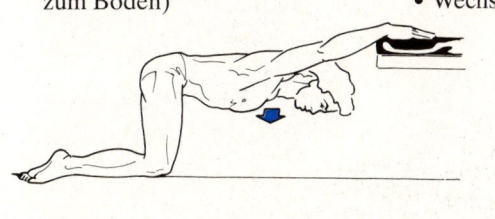

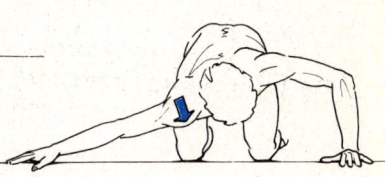

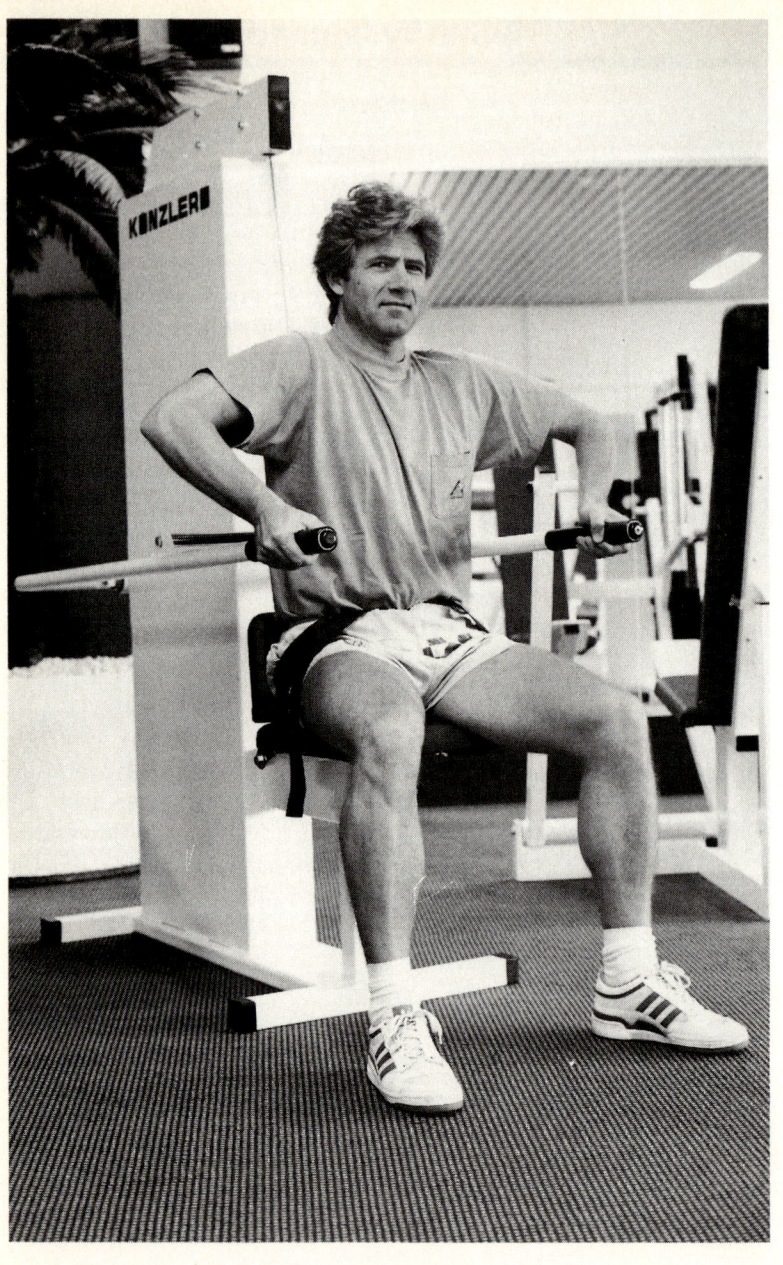

Schulter-, Nacken- und Armmuskulatur

Übung 32 bis 37

KRAFT

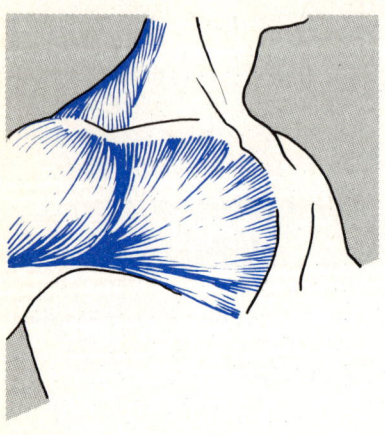

Vorrangig beteiligte Muskulatur
Großer Brustmuskel (insbesondere obere Faseranteile), Deltamuskel (vorderer und mittlerer Anteil), Kapuzenmuskel, vorderer Säge-muskel

Durchführungshinweise
- Schultergelenke in Verlängerung der Geräteachse bringen, Rücken an Lehne fixieren, Blickrichtung geradeaus
- Druckpunkt an der Oberarm-vorderseite, Polster seitlich zum Kopf führen

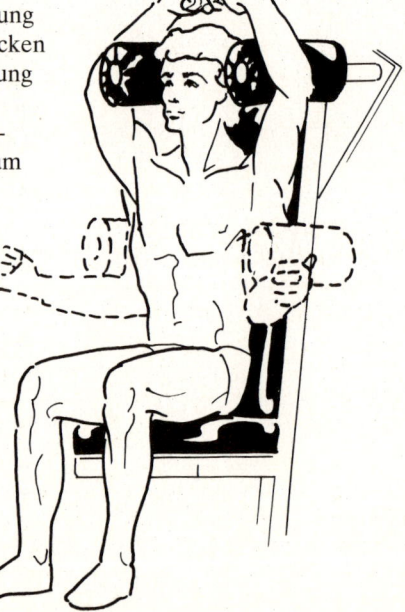

DEHNUNG

Vorrangig gedehnte Muskulatur
Brust-muskulatur, Deltamuskel (vorderer Anteil)

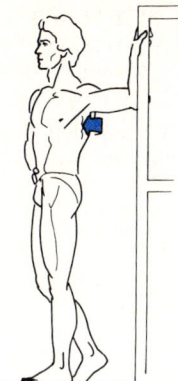

Durchführungshinweise
- Den Unterarm bei angewinkeltem Ellbogen auf Schulterhöhe fixieren
- Schrittstellung, Fuß der gleichen Seite zeigt nach vorn
- Auswärtsdrehen des Rumpfes in die Dehnung
- Wechsel

Variationen
Fixierung über Schulterhöhe: Betonung der unteren Muskelanteile, Fixierung unter Schulterhöhe: Betonung der oberen Muskelanteile

ALTERNATIVEN

A1
Vorrangig gedehnte Muskulatur
Deltamuskel (oberer Anteil), Kapuzenmuskel, seitl. Hals-muskulatur

Durchführungshinweise
- Das Handgelenk hinter dem Rücken umfassen
- Den Arm diagonal abwärts ziehen, den Kopf zur gegenseitigen Schulter neigen (Blickrichtung nach vorn)
- Wechsel

A2
Vorrangig gedehnte Muskulatur
Deltamuskel (hinterer Anteil), Rautenmuskel, Kapuzenmuskel (mittlerer Anteil)

Durchführungshinweise
- Ellbogen umfassen, Arm etwas über der Waagerechten
- Den Ellbogen in Richtung gegenüberliegende Schulter ziehen, Blickrichtung über die Schulter der zu dehnenden Seite
- Wechsel

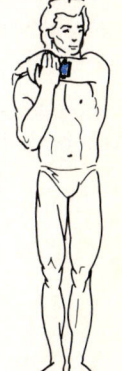

Schulterpresse

KRAFT

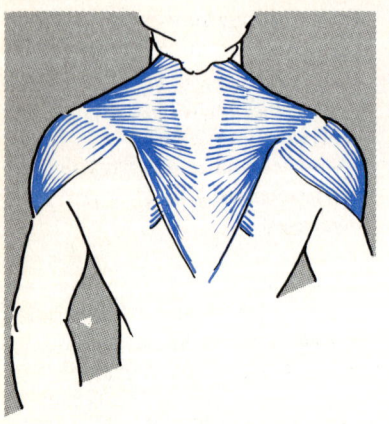

Vorrangig beteiligte Muskulatur
Deltamuskel (vorderer und
mittlerer Teil), Trizeps, Kapuzen-
muskel, Untergrätenmuskel,
Rautenmuskulatur, vorderer
Sägemuskel

Durchführungshinweise
- Griffe etwas oberhalb der
  Schultern umfassen, Handgelenke aktiv stabilisieren (nicht
  überstrecken), Ellbogen zeigen
  nach außen, Rücken an Lehne
  fixieren, Blickrichtung geradeaus
- Bewegung bis zur annähernden Streckung der Ellbogengelenke

Variationen
Diverse Griffvarianten

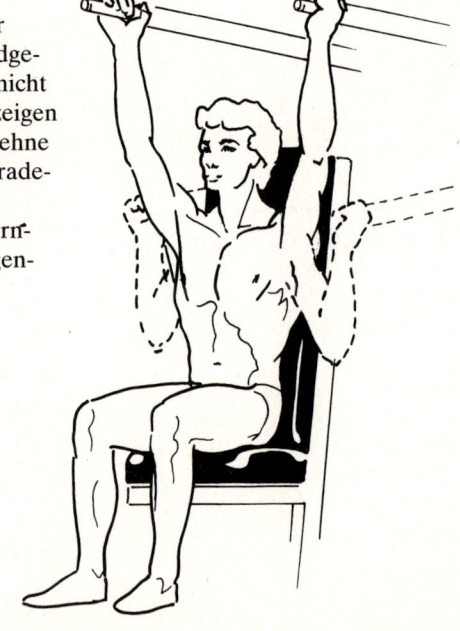

DEHNUNG

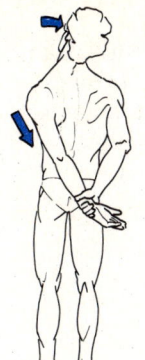

Vorrangig gedehnte Muskulatur
Deltamuskel (oberer Anteil), Kapuzenmuskel, seitl. Halsmuskulatur

Durchführungshinweise
- Das Handgelenk hinter dem Rücken umfassen
- Den Arm diagonal abwärts ziehen, den Kopf zur gegenseitigen Schulter neigen (Blickrichtung nach vorn)
- Wechsel

ALTERNATIVEN

A1
Vorrangig gedehnte Muskulatur
Deltamuskel (hinterer Anteil), Rautenmuskel, Kapuzenmuskel (mittlerer Anteil)

Durchführungshinweise
- Ellbogen umfassen, Arm etwas über der Waagerechten
- Den Ellbogen in Richtung gegenüberliegende Schulter ziehen, Blickrichtung über die Schulter der zu dehnenden Seite
- Wechsel

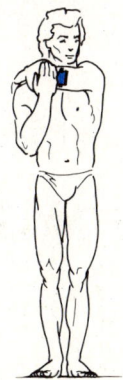

A2
Vorrangig gedehnte Muskulatur
Brustmuskulatur, Deltamuskel (vorderer Anteil)

Durchführungshinweise
- Den Unterarm bei angewinkeltem Ellbogen auf Schulterhöhe fixieren
- Schrittstellung, Fuß der gleichen Seite zeigt nach vorn
- Auswärtsdrehen des Rumpfes in die Dehnung
- Wechsel

Variationen
Fixierung über Schulterhöhe: Betonung der unteren Muskelanteile, Fixierung unter Schulterhöhe: Betonung der oberen Muskelanteile

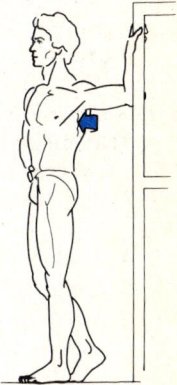

KRAFT

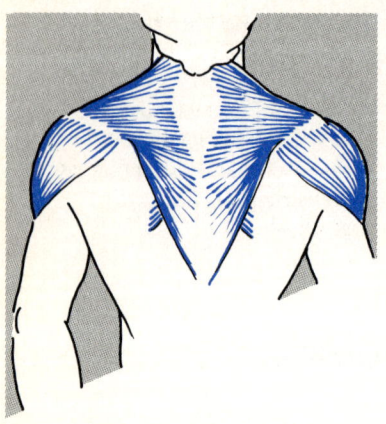

Vorrangig beteiligte Muskulatur
Deltamuskel (mittlerer Anteil),
Untergrätenmuskel, Schulterblatt-
heber, Rautenmuskulatur

Durchführungshinweise
- Schultergelenke in Verlängerung
  Geräteachse bringen, Rücken an
  Lehne fixieren, Blickrichtung
  geradeaus
- Druckpunkt am Oberarm,
  Ellbogen bis auf
  Schulterhöhe
  anheben

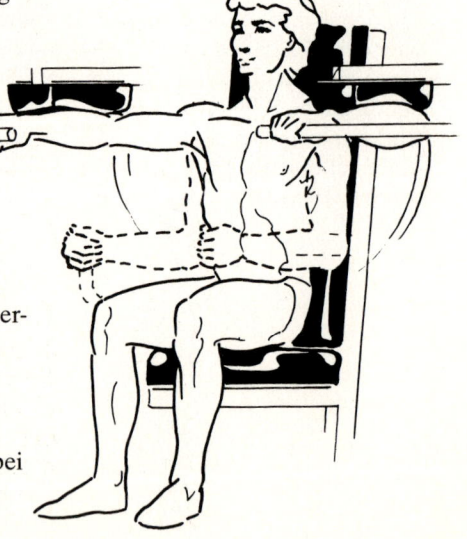

- Bewegung erfolgt nur in den
  Schultergelenken, der Schultergürtel bleibt fixiert

Anmerkung
Vorsicht bei Schultergelenk-
erkrankungen (insbesondere bei
Supraspinatus-Syndrom)

DEHNUNG

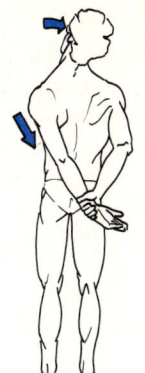

Vorrangig gedehnte Muskulatur
Deltamuskel (oberer Anteil), Kapuzen- muskel, seitl. Halsmuskulatur

Durchführungshinweise
- Das Handgelenk hinter dem Rücken umfassen
- Den Arm diagonal abwärts zie- hen, den Kopf zur gegenseitigen Schulter neigen (Blickrichtung nach vorn)
- Wechsel

ALTERNATIVEN

A1
Vorrangig gedehnte Muskulatur
Deltamuskel (hinterer Anteil), Rautenmuskel, Kapuzenmuskel (mittlerer Anteil)

Durchführungshinweise
- Ellbogen umfassen, Arm etwas über der Waagerechten
- Den Ellbogen in Richtung gegenüberliegende Schulter ziehen, Blickrichtung über die Schulter der zu dehnenden Seite
- Wechsel

A2
Vorrangig gedehnte Muskulatur
Seitl. Halsmuskulatur, Kapuzen- muskel (oberer Anteil), Schulter- blattheber

Durchführungshinweise
- Den Kopf von der Gegenseite umfassen
- Den Kopf seitwärts zur Schulter ziehen, Blickrichtung geradeaus, der gegenseitige Arm stemmt in Richtung Boden
- Wechsel

Variation
Zugrichtung seitwärts- vorwärts, Blick in Richtung Achselhöhle

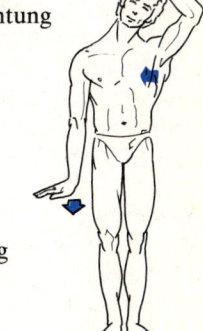

Bizeps-Curl

KRAFT

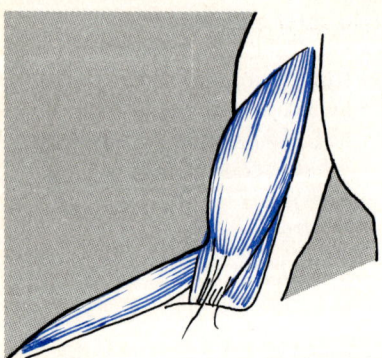

Vorrangig beteiligte Muskulatur
Zweiköpfiger Armbeuger (Bizeps),
innerer Armbeuger, Oberarmspeichenmuskel

Durchführungshinweise
- Oberarme waagerecht, Ellbogen
  in Deckung mit Geräteachse
  bringen, Griffe schulterbreit umfassen, Handgelenke in Verlängerung der Unterarme aktiv
  stabilisieren
- Bewegung bis zur maximalen
  Beugung der Ellbogengelenke
- Keine Mitbewegung von Rumpf
  und Schultergürtel, in der Umkehrphase Ellbogengelenke nicht
  vollständig strecken

Variation
Einarmige Ausführung

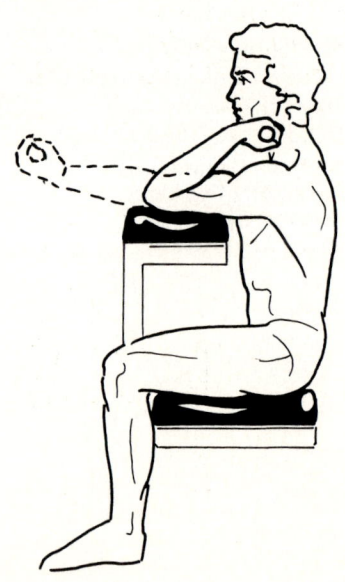

DEHNUNG

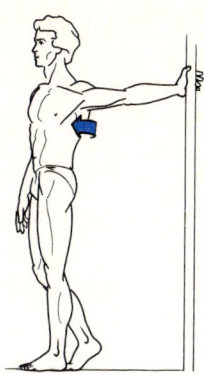

Vorrangig gedehnte Muskulatur
Bizeps, Brustmuskulatur, Deltamuskel (vorderer Anteil)

Durchführungshinweise
• Gestreckten Arm über Schulterhöhe fixieren, Schrittstellung, Fuß der gleichen Seite zeigt nach vorn
• Auswärtsdrehen des Rumpfes in die Dehnung
• Wechsel

ALTERNATIVEN

A1
Vorrangig gedehnte Muskulatur
Brustmuskulatur, Bizeps

Durchführungshinweise
• Kniestand, Oberkörper abwärts geneigt, einen Arm seitlich wegstrecken
• Herabsenken der Schulter in die Dehnung
• Wechsel

A2
Vorrangig gedehnte Muskulatur
Bizeps, Brustmuskulatur, Deltamuskel (vorderer Anteil)

Durchführungshinweise
• Gestreckte Arme in Schulterhöhe fixieren, Handrücken zeigen nach oben (Ristgriff), Rumpf aufrecht halten (Blickrichtung geradeaus)
• Durch vermehrtes Beugen der Kniegelenke Dehnung verstärken

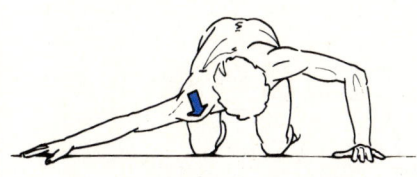

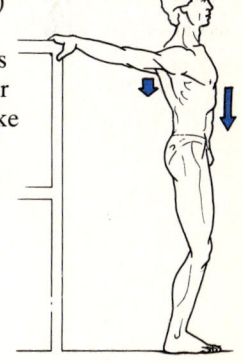

KRAFT

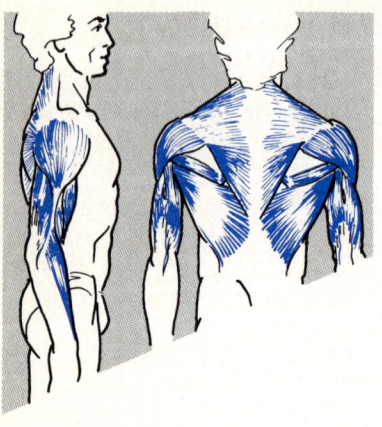

Vorrangig beteiligte Muskulatur
Dreiköpfiger Armstrecker
(Trizeps), breiter Rückenmuskel
(Latissimus), Brustmuskulatur

Durchführungshinweise
- Griffe bei aufrechtem Rumpf auf Brustkorbhöhe umfassen, die Ellbogen zeigen schräg nach hinten
- Rücken an Lehne fixieren, Blickrichtung nach vorn
- Bewegung bis zur annähernden Streckung der Ellbogengelenke

Variationen
Diverse Griffvarianten

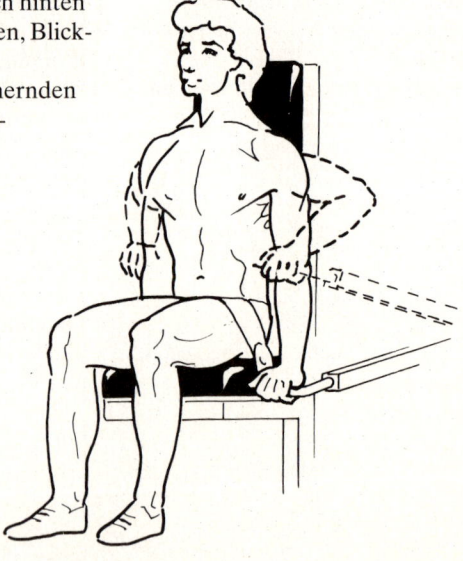

Dips sitzend

DEHNUNG

Vorrangig gedehnte Muskulatur
Dreiköpfiger Armstrecker
(Trizeps)

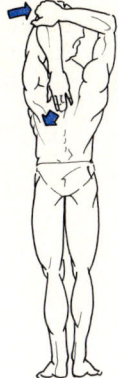

Durchführungshinweise
• Schulterbreiter Stand, Kniegelen-
  ke leicht gebeugt, Handfläche auf
  gleichseitiges Schulterblatt legen
• Die gegenseitige Hand zieht den
  Ellbogen nach hinten-unten
• Wechsel

ALTERNATIVE

A1
Vorrangig gedehnte Muskulatur
Dreiköpfiger Armstrecker
(Trizeps)

Durchführungshinweise
• Oberarmrückseite in Hochhalte
  fixieren, Schrittstellung, gegen-
  seitiger Fuß zeigt nach vorn
• Oberkörper nach vorn verlagern
• Wechsel

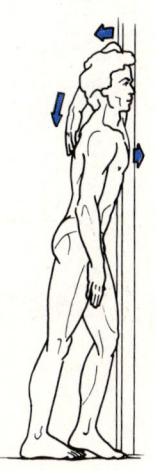

KRAFT

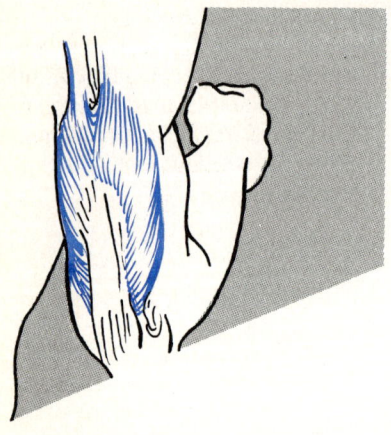

Vorrangig beteiligte Muskulatur
Dreiköpfiger Ellbogenstrecker
(Trizeps)

Durchführungshinweise
- Ellbogen knapp oberhalb der
  Schultergelenke, Ellbogengelenke
  schulterbreit in Verlängerung der
  Geräteachse aufsetzen, Handge-
  lenke aktiv stabilisieren
- Druckpunkt: Handkante,
  Bewegung bis zur Streckung
  der Ellbogengelenke

Variation
Einarmige Ausführung

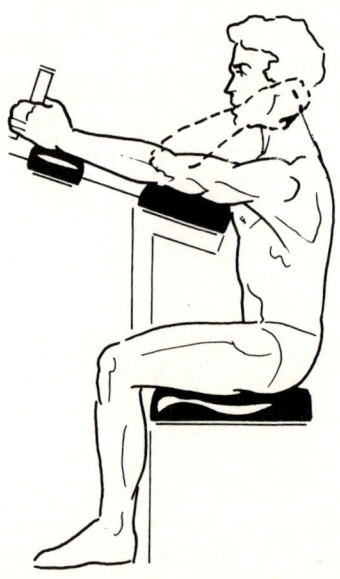

Trizepsdrücken

DEHNUNG

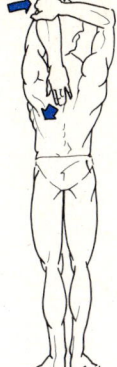

Vorrangig gedehnte Muskulatur
Dreiköpfiger Armstrecker (Trizeps)

Durchführungshinweise
• Schulterbreiter Stand, Kniegelenke leicht gebeugt, Handfläche auf gleichseitiges Schulterblatt legen
• Die gegenseitige Hand zieht den Ellbogen nach hinten-unten
• Wechsel

ALTERNATIVE

A1
Vorrangig gedehnte Muskulatur
Dreiköpfiger Armstrecker (Trizeps)

Durchführungshinweise
• Oberarmrückseite in Hochhalte fixieren, Schrittstellung, gegenseitiger Fuß zeigt nach vorn
• Oberkörper nach vorn verlagern
• Wechsel

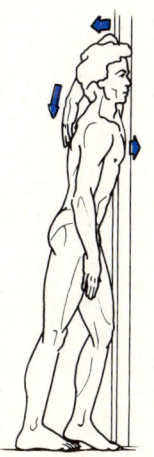

Was man über das Trainieren wissen sollte

Beweglichkeitstraining

Ein funktionelles Training der Beweglichkeit zielt in erster Linie auf eine Reduzierung bzw. Normalisierung des Muskeltonus, langfristig jedoch auch auf eine strukturelle Anpassung der bindegewebigen Gelenkanteile ab.

Zur Verbesserung der Beweglichkeit stehen verschiedene Dehnungsarten bzw. Dehntechniken zur Verfügung, die sich folgendermaßen strukturieren lassen:

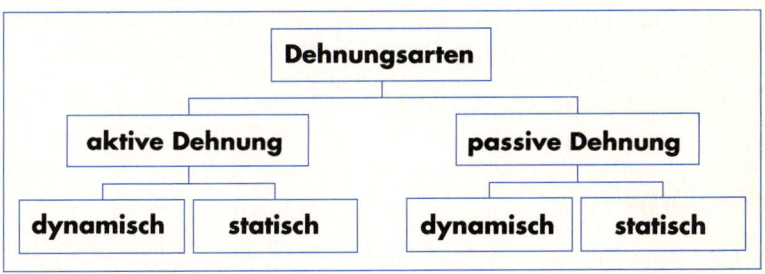

Aktive Dehnübungen werden durch die Kontraktion der eigenen Muskulatur in Gang gesetzt, wodurch die antagonistische (gegenspielende) Muskulatur gedehnt wird.

Aktiv-dynamische Dehnungen liegen dann vor, wenn die Bewegungen weich und rhythmisch wippend (intermittierend) durchgeführt werden.

Es handelt sich um ein kontrollierbares Verfahren, bei dem die Beweglichkeit durch sich allmählich steigernde Dehnreize verbessert werden soll.

Aktiv-statische Dehnungen liegen dann vor, wenn die aktive Dehnung über einige Sekunden gehalten wird. Als positiver Begleiteffekt kann bei diesem Dehnverfahren eine Kräftigung der agonistischen (kontrahierten) Muskulatur erzielt werden.

Passive Dehnungen werden von der Schwerkraft, dem Partner, von Geräten oder der antagonistisch wirkenden Muskulatur unterstützt.

Passiv-dynamische Dehnungen werden durch einen Partner unterstützt. Es wird versucht, sich rhythmisch wippend allmählich an die individuelle Beweglichkeitsgrenze heranzutasten.

Wie bei den aktiv-dynamischen Dehnungen, soll die Bewegung sanft und kontrolliert ausgeführt werden. Diese intermittierende, passive Dehnung ist von einem ständigen Wechsel von Dehnung und Lockerung gekennzeichnet.

Bei *passiv-statischen Dehnungen* wird die zu dehnende Muskulatur durch Nachgeben gegen die Schwerkraft mittels eines Partners oder eines Gerätes in eine gedehnte Position gebracht. Die Dehnung wird in der Regel 10–20 Sekunden, teilweise auch für eine Minute und länger gehalten.

Stretching läßt sich den passiven Dehnungen zuordnen. Sich «stretchen» beschreibt eine Dehnung der zuvor angespannten Muskulatur (AED-Methode: Anspannen – Entspannen – Dehnen). Durch die vorgelagerte Muskelkontraktion soll eine bessere Empfänglichkeit der Muskulatur für Dehnreize bewirkt werden. Auf jeden Fall aber schult diese Methode besonders die Körperwahrnehmungsfähigkeit.

Krafttraining

Ein Krafttraining kann unterschiedliche Zielsetzungen haben: Dem Fitness-Sportler geht es in der Regel um die Verbesserung bzw. Erhaltung der Muskelkraft, um eine gezielte Zunahme an Muskelmasse und um allgemeinen Fettabbau.

Der Bodybuilder will durch ein betontes Muskeldickenwachstum einem individuellen bzw. durch Wettkampfbestimmungen vorgegebenen Idealbild entsprechen. Der Leistungssportler anderer Disziplinen erwartet eine Verbesserung in seiner Sportart oder betreibt ein Krafttraining zum

Ausgleich einseitiger sportartenspezifischer Belastungen, während für Rehabilitanden der Aufbau atrophierter (geschwächter) Muskeln im Vordergrund steht.

Die wesentlichen, durch Krafttraining erzielbaren Anpassungseffekte beziehen sich neben einer Verbesserung der Energieversorgung des Muskels maßgeblich auf eine Verbesserung der inter- und intramuskulären Koordination sowie auf eine Vergrößerung des Muskelquerschnitts. Um Anpassungen an ein Krafttraining zu erzielen, bedarf es beim Training spezifischer, überschwelliger Reize.

Intermuskuläre Koordination bezeichnet die Abstimmung aller an einer Bewegung beteiligten Muskeln. Eine Verbesserung der *intramuskulären Koordination* besteht zum einen darin, eine höhere Zahl der Muskelfasern an einer Bewegung teilhaben zu lassen (Rekrutierung); zum anderen soll eine raschere und bessere Aktivierung der motorischen Einheiten (die von jeweils einem Nerv versorgten Muskelfasern) erzielt werden (Frequenzierung).

Eine Muskeldickenzunahme durch *Hypertrophie* basiert auf einer Vermehrung der kontraktilen Proteine Aktin und Myosin. Ob es außerdem zu einer Vermehrung der Muskelfaserzahl (Hyperplasie) kommt, ist umstritten.

Gestaltung des Krafttrainings

Wie mehrfach betont, ist es wichtig, die Qualität des Muskels – also auch seine koordinativen Eigenschaften und seine Beweglichkeit – zu trainieren. Im Gesundheitssport steht deshalb nicht das Erreichen einer maximal möglichen Muskelkraft im Vordergrund, sondern ein optimaler Trainingseffekt im Sinne einer ausgewogenen Ganzkörperkräftigung.

Für den Fitness- und Gesundheitssportbereich haben die Autoren in Anlehnung an FROBÖSE/LAGERSTRØM (1991) folgendes 3-Stufen-Modell entwickelt:

I. Anpassungsphase für Fitness-Einsteiger

Der Einstieg in ein Muskeltraining erfordert insbesondere nach längerer körperlicher Inaktivität eine sorgfältige Vorbereitung des Stütz- und Bewegungsapparates. In dieser Phase kann nur ein vorsichtiges, gering dosiertes Training stattfinden. Der Fitness-Einsteiger wird durch höhere Wiederholungszahlen und weniger intensive Trainingsinhalte schonend auf die bevorstehenden höheren Beanspruchungen vorbereitet. Die Gewöhnung an den Umgang mit den Geräten, das Erlernen der korrekten Bewegungsausführung (Kräftigungs- und Dehnungsübungen) sowie das Erreichen von ersten Anpassungen stehen hier im Vordergrund.

Diese beziehen sich in erster Linie auf eine Aktivierung des Muskel- und Gelenkstoffwechsels, die Schulung neuromuskulärer Prozesse und insbesondere auf die Verbesserung des Zusammenspiels der Muskeln (inter- und intramuskuläre Koordination).

Deshalb sollte in den ersten drei bis vier Wochen bei wöchentlich zwei- bis dreimaligem Training verstärkt auf Übungen aus dem Bereich der Funktionsgymnastik zurückgegriffen werden und an Geräten nur mit geringer Intensität (RPE 11–12) trainiert werden.

Intensität:	«recht leicht» (RPE 11–12)
Wiederholungen:	10–5
Serien:	1–2

In den folgenden ein bis zwei Monaten steht für den Einsteiger die Verbesserung der Ermüdungswiderstandsfähigkeit (Kraftausdauer) im Mittelpunkt.

Intensität:	«etwas anstrengend» (RPE 13–14)
Wiederholungen:	10–15 (und mehr)
Serien:	1–2

Die gesamte Adaptationsphase dauert beim Fitness-Einsteiger mindestens zwei bis drei Monate.

Hierbei gilt es zu beachten, daß parallel zum Muskeltraining u. a. auch ein individuell dosiertes Herz-Kreislauf-Training zur Verbesserung der allgemeinen Ausdauer stattfinden sollte.

II. Aufbauphase für aktive Fitness-Sportler

Auf der Basis einer umfassenden Vorbereitung in Phase I können in der Aufbauphase sowohl der Umfang einer Trainingseinheit als auch die In-tensität der Beanspruchung kontinuierlich gesteigert werden.

In diesem Trainingsabschnitt findet ein gezielter Muskelaufbau statt, der vor allem beim Mann auch eine Vergrößerung des Muskelquerschnitts nach sich zieht. Durch ein gezieltes Training nach der D-K-D-Methode lassen sich muskuläre Ungleichgewichte (Dysbalancen) vermeiden, reduzieren bzw. beseitigen.

Intensität:	«anstrengend» (RPE 15–16 und höher)
Wiederholungen:	8–12
Serien:	2–4

Vor allem für **Leistungssportler** wird es – je nach Sportart – darüber hinaus erforderlich, ihr Kraftpotential optimal ausnutzen zu können. Um dies zu erreichen, sollen gezielt
– die intramuskuläre Koordination verbessert werden,
– eine muskelfaserspezifische Umstrukturierung erreicht werden
– und reaktive Kraftqualitäten gefördert werden.

Für ein Training der intramuskulären Koordination gelten folgende Rahmendaten:

Intensität:	«sehr anstrengend» (RPE 17–18)
Wiederholungen:	2–6
Serien:	3–8

Ein Hypertrophietraining und ein Training der intramuskulären Koordination können je nach Trainingsziel alternativ, aufeinander aufbauend oder kombiniert durchgeführt werden.

III. Stabilisationsphase

Mit dem Erreichen des angestrebten Kraftniveaus gilt es, die erworbenen Fähigkeiten langfristig zu halten und diese in Situationen des Alltags und des Sports zu übertragen. Hierzu bedarf es eines vielfältigen Trainings. Zur Verbesserung der intermuskulären Koordination empfiehlt es sich, innerhalb des Muskeltrainings zu variieren und komplexe und neue Bewegungsformen in das Trainingsprogramm zu integrieren. Hierzu bieten vor allem freie Hanteln und Zugapparate gute Voraussetzungen. Daneben können auch komplexe und koordinativ anspruchsvolle Gymnastikübungen und andere Sportarten zum Einsatz kommen.

Der Einstieg in das skizzierte Muskeltrainingsschema orientiert sich an den individuellen Voraussetzungen, die weitere Gestaltung des Programmes maßgeblich an den individuellen Trainingszielen (allgemeine Fitness, leistungssportliche Interessen u. a.).

23 Tips zum Muskeltraining

1 Wärmen Sie sich vor Beginn des Trainings gründlich auf.

2 Trainieren Sie nicht in erschöpftem Zustand.

3 Trainieren Sie nach Ihrem individuellen Trainingsplan, und halten Sie möglichst die Reihenfolge der gewählten Übungen ein.

4 Dehnen Sie gemäß dem D-K-D-Prinzip die Muskulatur vorbereitend zur Kräftigung.

5 Stellen Sie die Geräte exakt auf Ihre Körpermaße ein. Achten Sie darauf, daß die Gelenkbewegungen in Verlängerung der Drehachse des Gerätes stattfinden (vgl. S. 138 oben).

6 Wählen Sie eine bequeme und stabile Ausgangsposition. Verwenden Sie – wenn vorhanden – die Fixiergurte.

7 Achten Sie stets auf eine gleichmäßige Bewegungsgeschwindigkeit und eine korrekte Übungsausführung (Qualität vor Quantität!).

8 Vermeiden Sie Ausweich- und Mitbewegungen von nicht unmittelbar an der Gelenkbewegung beteiligten Körperpartien (z. B. Hohlkreuzposition).

9 Atmen Sie bewußt in der Hauptbelastungsphase aus, vermeiden Sie grundsätzlich Preßatmung!

10 Trainieren Sie stets im schmerzfreien Bewegungsbereich.

11 Halten Sie über den vollen Bewegungsumfang – also auch beim Zurückführen des Gewichtes – die Spannung in der Muskulatur aufrecht.

12 Konzentrieren Sie sich während der Bewegung auf die zu trainierenden Muskelpartien. Lassen Sie sich hierbei von Ihrem Körpergefühl leiten.

23 Tips zum Muskeltraining

13 Wählen Sie das Trainingsgewicht so, daß Sie in der Lage sind, auch die letzte Wiederholung der Serien noch exakt ausführen zu können.

14 Machen Sie die Intensität und den Umfang von Ihrer Tagesform abhängig. Wenn Sie sich nicht fit fühlen, dann reduzieren Sie vorübergehend Trainingsintensität und -umfang.

15 Trainieren Sie in den ersten vier bis sechs Wochen generell nicht mit hohen Gewichten, gehen Sie nicht an Ihre Belastungsgrenze. Vermeiden Sie beim Training der allgemeinen Fitness sprunghafte Intensitätserhöhungen.

16 Erhöhen Sie mit fortschreitendem Trainingserfolg zuerst den Belastungsumfang (Wiederholungszahl), dann die Serienzahl (Sätze, Circuits) und erst zuletzt die Intensität (Gewicht).

17 Protokollieren Sie konsequent Ihre Trainingsleistungen. Vermerken Sie wichtige Hinweise für die nächste Trainingseinheit auf dem Trainingsplan.

18 Gestalten Sie Ihre Pausen aktiv gemäß dem D-K-D-Prinzip.

19 Dehnen Sie die Muskulatur nach den Kräftigungsübungen gemäß dem D-K-D-Prinzip.

20 Wärmen Sie sich nach jeder Trainingseinheit konsequent ab.

21 Trainieren Sie regelmäßig zwei- bis dreimal wöchentlich. Zwischen den Trainingseinheiten sollte mindestens ein Tag zur Regeneration liegen.

22 Verwenden Sie im Studio aus hygienischen Gründen stets ein Handtuch.

23 Holen Sie bei Schmerzen oder Unwohlsein ärztlichen Rat ein.

Mehrsatz- und Circuittraining

Je nach den individuellen Voraussetzungen und Trainingszielen können auch unterschiedliche Organisationsformen des Muskeltrainings zum Einsatz kommen.

Ein systematisches Muskelaufbautraining sowie ein Training der intramuskulären Koordination erfolgt vorwiegend mittels eines Mehrsatztrainings. Hierbei werden mehrere Serien einer Übung nacheinander ausgeführt, bevor zur nächsten Übung gewechselt wird. Zwischen diesen einzelnen Sätzen müssen zur Regeneration des Muskels Satzpausen eingehalten werden. Diese Pausen dauern je nach Trainingsziel und individuellem Fitness-Zustand zwischen zwei und fünf Minuten.

Neben dem Mehrsatztraining hat sich zur Schulung der allgemeinen Fitness vor allem das *Circuitprinzip* etabliert. Bei dieser Organisationsform wird nach jeder Serie zügig zur nächsten Übung bzw. zum nächsten Gerät gewechselt, wobei je nach Anzahl der Stationen mehrere Gesamtdurchgänge (Zirkel) durchgeführt werden können. Um eine vorzeitige Ermüdung der Muskulatur zu vermeiden, sollten sich die aufeinanderfolgenden Übungen auf andere, am besten antagonistische Muskelgruppen beziehen (z. B. Beinbeuger – Beinstrecker).

Durch dieses Vorgehen läßt sich das Training besonders abwechslungsreich und ökonomisch gestalten, da eine Vielzahl unterschiedlicher Übungen eingesetzt werden kann und längere Pausen (Satzpausen) wegfallen.

Gerätetypen

Übersicht

Muskeltraining wird in der Praxis überwiegend mit Hilfe von Geräten durchgeführt. Die Vielzahl der Gerätetypen und der sich daraus ergebenden Möglichkeiten ist gerade für den Fitness-Einsteiger kaum zu überblicken.
Der Trainingserfolg kann zu einem nicht unbeträchtlichen Teil auch von der richtigen Auswahl und vor allem der Qualität der Geräte abhängen. Im folgenden werden gängige Gerätetypen kurz erläutert.

Steckgewichtgeräte
Eine Dosierung des Widerstandes (Gewichtslast) erfolgt mittels steckbarer Gewichtsplatten (Steckgewichte).

Pneumatische und hydraulische Geräte
Anstelle von Gewichten wird bei pneumatischen Geräten der Widerstand durch Luftkompressoren vorreguliert (Anfangswiderstand). Dieser erhöht sich mit fortschreitender Bewegung durch zunehmende Kompression in den Pneumatikzylindern.
Bei hydraulischen Geräten wird der Widerstand entsprechend durch die Kompression hydraulischer Flüssigkeiten erzeugt und reguliert.

Elektronisch gesteuerte Geräte
Der elektronisch geregelte Widerstand wird meist mittels elektromagnetischer Bremsung erzeugt. Einige Fabrikate ermöglichen dem Sportler die Auswahl unter verschiedenen Widerstandsverlaufskurven.

Außerdem bieten sie teilweise integrierte Kraftmessungen an, die Aufschluß über die aktuelle Leistungsfähigkeit geben können.

Isokinetische Geräte
Eine Spezialform der elektronischen Geräte stellen die vorwiegend zu Rehabilitationszwecken verwendeten isokinetischen Muskeltrainings-geräte dar, bei welchen die Patienten mit konstanter Bewegungs-geschwindigkeit gegen einen veränderlichen, sich der Muskelkraft anpassenden Widerstand trainieren.

Kabelzuggeräte
Wie bei den Steckgewichtgeräten wird der Widerstand auch bei den Kabelzuggeräten über Gewichtsplatten reguliert. Im Gegensatz zu jenen sind die Bewegungsbahnen weitgehend frei. Ähnlich wie bei den freien Gewichten werden also individuelle, dreidimensionale Bewegungen ermöglicht.

Freie Gewichte
Kurz- und Langhanteln als traditionelle Trainingsgeräte erlauben freie, dreidimensionale Bewegungen mit individueller Dynamik. Daneben werden u. a. auch Gewichtsschuhe und Gewichtsmanschetten für das Training verwendet.

Sonstige Geräte bzw. Hilfsvorrichtungen wie beispielsweise Bänke, Kastenteile oder Schrägbretter ermöglichen beim Training mit dem eigenen Körpergewicht eine Differenzierung des Krafteinsatzes und der Intensität durch eine Veränderung der Ausgangsposition bzw. der Neigungswinkel.

Unter den beschriebenen Gerätetypen sind vor allem im Gesundheits- und Fitness-Sport die Steckgewichtgeräte am weitesten verbreitet. Diese Geräte eignen sich gerade für den Freizeitsportler in besonderer Weise, da die Bewegungsbahnen durch die Gerätekonstruktion vorgegeben und begrenzt sind. In der Regel kann (nach einer qualifizierten Einweisung) weitgehend selbständig trainiert werden.
Der Einsatz von freien Gewichten erfordert ein hohes Maß an Trainings-erfahrung. Sie bieten dem erfahrenen Fitness-Sportler wesentlich größere Variationsmöglichkeiten zur Schulung koordinativer Abläufe.

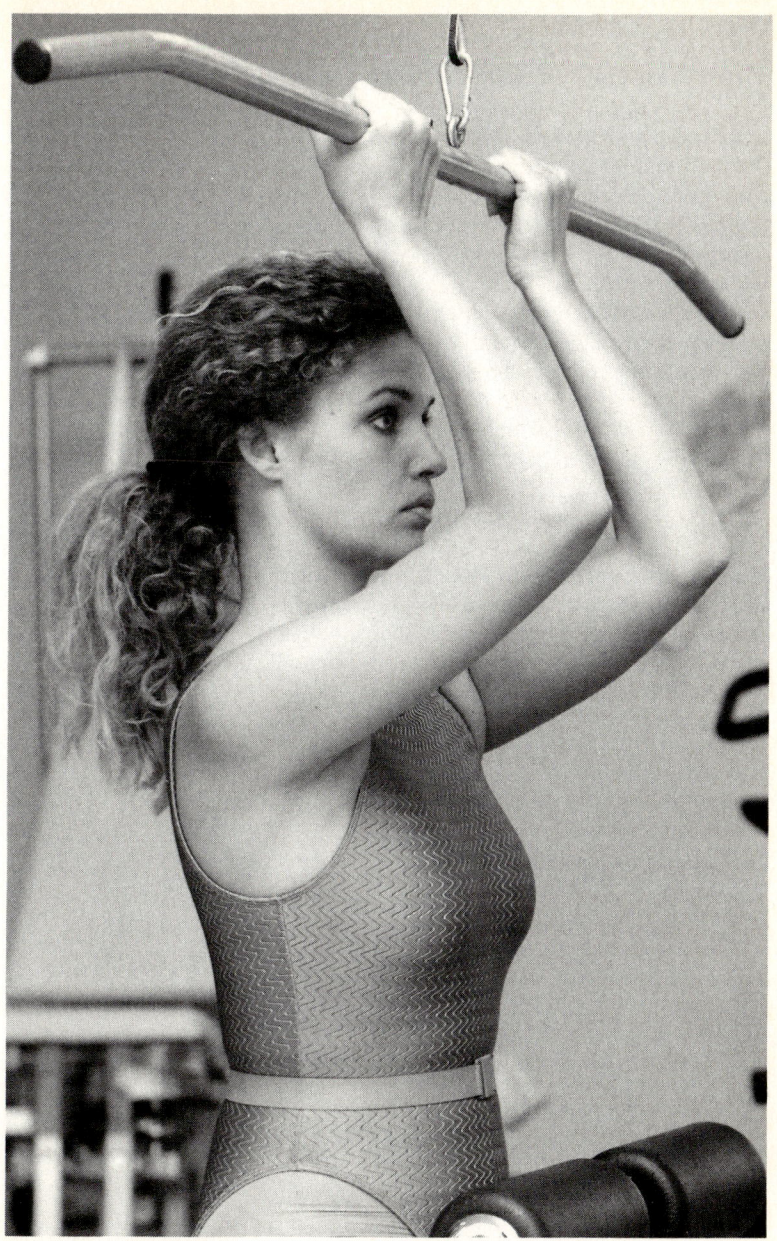

Was müssen
Trainingsgeräte leisten?

1. Achsengerechte Positionierung
Die Geräte müssen so konstruiert
sein, daß die Bewegungsachse des
Gerätes möglichst exakt in Verlängerung mit der Achse des jeweiligen Körpergelenkes gebracht
werden kann, z. B. durch Verstellmöglichkeiten an Sitz-, Stand- bzw.
Auflageflächen (Abb. rechts).

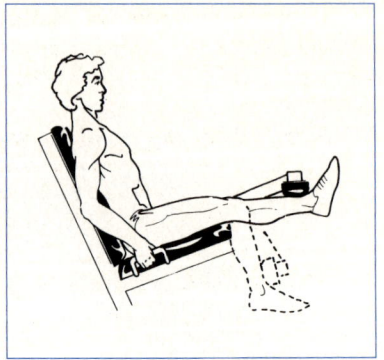

Positionierung am Beinstrecker

2. Längenanpassung der Hebelarme
Durch eine (möglichst stufenlose) Anpassungsmöglichkeit an den Hebel-
armen sollte der Kraftansatzpunkt individuell bestimmt werden können,
wodurch beispielsweise beim Hüftpendel ein- oder mehrgelenkige Bewe-
gungsausführungen ermöglicht werden.

**3. Ausnutzung der
gesamten Bewegungsamplitude**
Die Bewegungsbahn der Trainingsgeräte sollte sich grundsätzlich über
die gesamte individuelle Gelenk-
amplitude erstrecken (Abb. rechts).
Hierbei gilt es zu berücksichtigen,
daß bei bestimmten Geräten wie
z. B. dem Pull-over oder beim
Butterfly Ein- bzw. Ausstiegs-
Hilfsvorrichtungen vorhanden
sind.

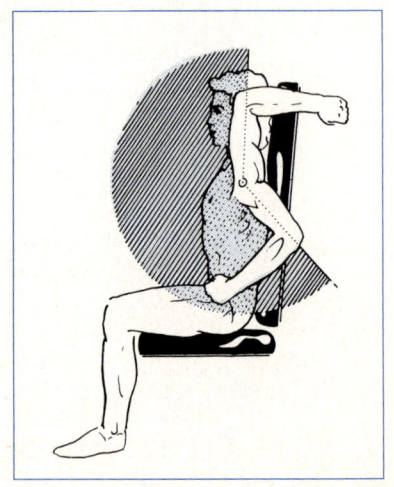

Pull-over

4. Winkelbegrenzer

Hochwertige Geräte verfügen über Bewegungsbegrenzer, durch die die maximal mögliche Bewegungsamplitude vorgegeben wird. Durch die individuelle Bestimmung der Start- und Endposition lassen sich Bewegungsbereiche «herausfiltern», was bei manchen Geräten wie zum Beispiel den Beinpressen oder bei der Rumpfrotation einen wichtigen Schutz vor Fehlbelastungen darstellen kann.

5. Feindosierbarkeit des Widerstandes

Gerade für die Fitness-Einsteiger und auch für weniger kräftige Frauen sind geringe Anfangsgewichte und fein abstufbare Widerstände unerläßlich. Deshalb sollten sämtliche Geräte zur Vermeidung von Überlastungen zumindest im unteren Gewichtsbereich über feine Abstufungsmöglichkeiten verfügen (2,5 kg oder kleiner).

6. Alltagsnahe Bewegungsformen

Die Zusammenstellung bzw. die Konstruktion der Geräte sollte neben «muskelisolierenden» Übungen (z. B. Beinbeuger) maßgeblich auch alltagsnahe, komplexe Belastungsformen berücksichtigen, wie dies zum Beispiel bei den Beinpressen der Fall ist.
Unter dem Aspekt alltagsnaher Bewegungsabläufe sind auch Geräte zu empfehlen, die unabhängige bzw. gegenläufige Bewegungen zulassen (Abb. rechts).

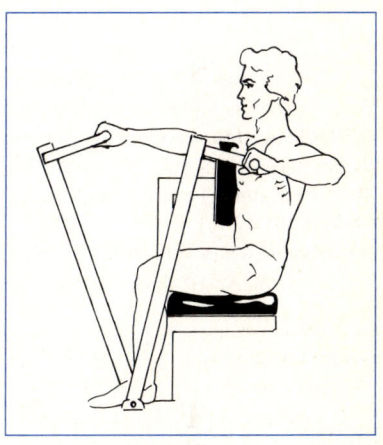

Ruderzug – gegenläufig

7. Leichte Bedienbarkeit

Was nutzt ein Gerät, wenn bereits das Einstellen sehr aufwendig und unkomfortabel ist. Die einzelnen Verstellmöglichkeiten sollten deshalb gut zugänglich und einfach zu bedienen sein. Sie sollten mit einer Skalierung versehen sein, um stets die richtige Positionierung einnehmen zu können. Ablagevorrichtungen für den Trainingsplan oder eine Brille sowie Haltevorrichtungen für Anleitungstafeln können als Pluspunkte gewertet werden.
Auf den Qualitätsnachweis einer amtlichen Prüfstelle (TÜV-Siegel) ist grundsätzlich zu achten!

Arbeiten mit Trainingsplänen

Die Trainingspläne beziehen sich auf ein Muskeltraining nach der
D-K-D-Methode, das ein umfassendes allgemeines Aufwärmen und eine
Cool-down-Phase als Trainingsabschluß einschließt.

Unter **Organisationsform** wird vermerkt, ob ein Mehrsatztraining oder ein
Circuitprogramm gewählt wird. Es werden gleichzeitig die Anzahl der
Sätze bzw. der Circuits sowie die angestrebten Wiederholungszahlen
festgelegt (Wdh.).

Die **Intensität** bezieht sich auf den subjektiven Anstrengungsgrad (RPE-
Skala, vgl. S. 24) nach der letzten Wiederholung des jeweils letzten Satzes
bzw. Circuits.

Name

Organisationsform ____ Sätze ____ Circuits ____ Wdh.

Intensität (RPE)

	11–12		13–14
	recht leicht		etwas anstrengend

	15–16		16–17
	anstrengend		sehr anstrengend

Protokollieren Sie zur eigenen Erfolgskontrolle regelmäßig Ihre Trainingsergebnisse.
In der linken Spalte finden Sie die Kräftigungsübungen, denen in der rechten Spalte Dehnübungen zur Vor- und Nachbereitung zugeordnet sind.
Tragen Sie nun senkrecht unter dem jeweiligen Datum der Trainingseinheit Übung für Übung die wichtigsten Werte ein:
– Gew.: gewähltes Gewicht
– Wdh.: Anzahl der ausgeführten Wiederholungen pro Satz bzw. Circuit
– RPE: subjektiver Anstrengungsgrad dieser Übung

Die Eintragungen erfolgen jeweils nach der Ausführung der letzten Wiederholung des letzten Satzes bzw. Circuits!

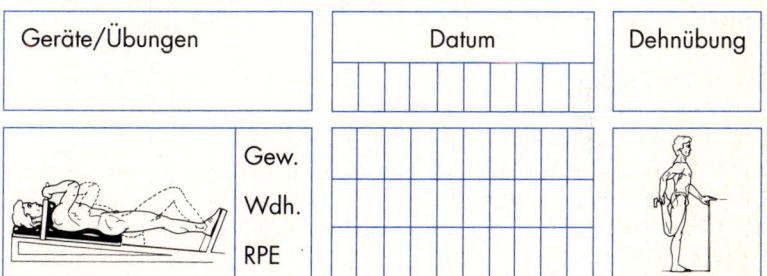

Geräte/Übungen		Datum	Dehnübung

	Gew.		
	Wdh.		
	RPE		

Muskeltraining für Fitness-Einsteiger

Name	

Organisationsform	___ Sätze	___ Circuits	___ Wdh.

Intensität (RPE)

11–12	13–14
recht leicht	etwas anstrengend

15–16	16–17
anstrengend	sehr anstrengend

Geräte/Übungen	Datum	Dehnübung

	Gew. Wdh. RPE		
	Gew. Wdh. RPE		
	Gew. Wdh. RPE		

Geräte/Übungen		Datum									Dehnübung
	Gew.										
	Wdh.										
	RPE										
	Gew.										
	Wdh.										
	RPE										
	Gew.										
	Wdh.										
	RPE										

D-K-D-Muskeltraining
für aktive Fitness-Sportler

Name	

Organisationsform	____ Sätze	____ Circuits	____ Wdh.

Intensität (RPE)

	11–12		13–14
	recht leicht		etwas anstrengend

	15–16		16–17
	anstrengend		sehr anstrengend

Geräte/Übungen	Datum	Dehnübung

	Gew.										
	Wdh.										
	RPE										

	Gew.										
	Wdh.										
	RPE										

	Gew.										
	Wdh.										
	RPE										

Geräte/Übungen		Datum		Dehnübung
	Gew. Wdh. RPE			
	Gew. Wdh. RPE			
	Gew. Wdh. RPE			
	Gew. Wdh. RPE			
	Gew. Wdh. RPE			
	Gew. Wdh. RPE			
	Gew. Wdh. RPE			

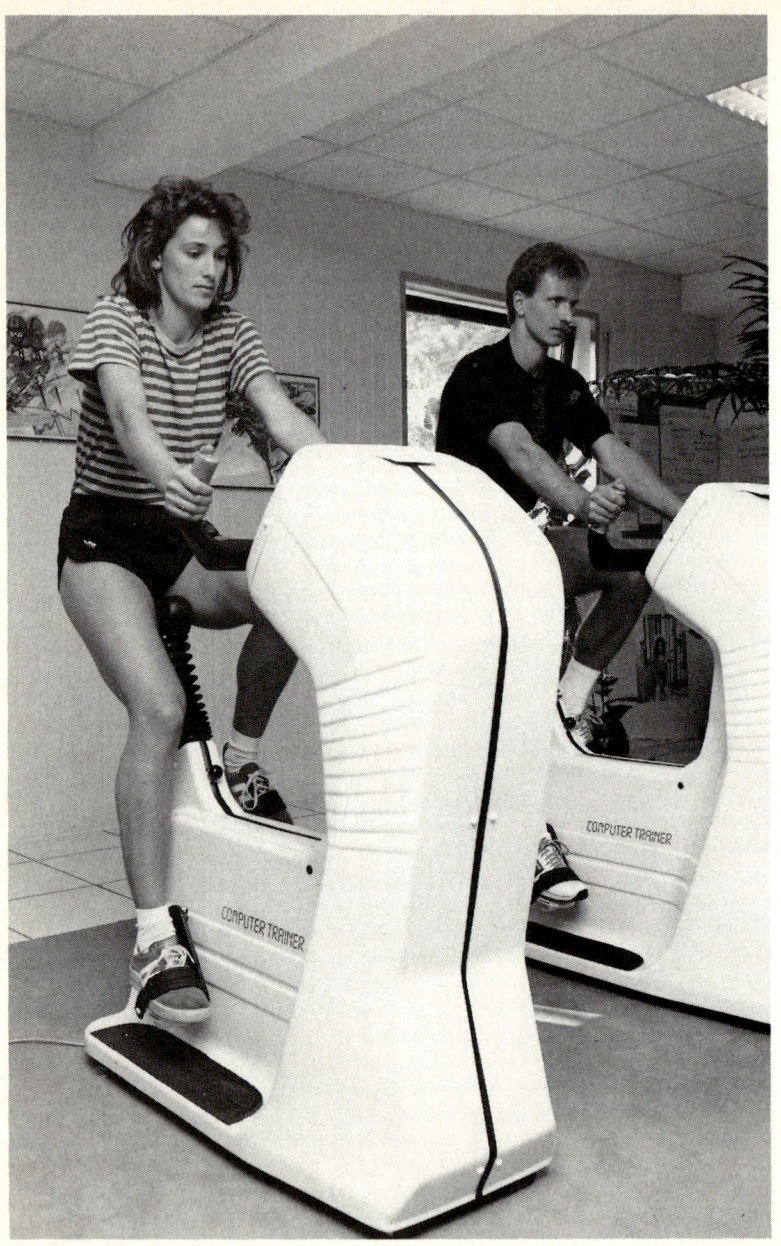

Programme

Dehnprogramm
nach dem Ausdauertraining

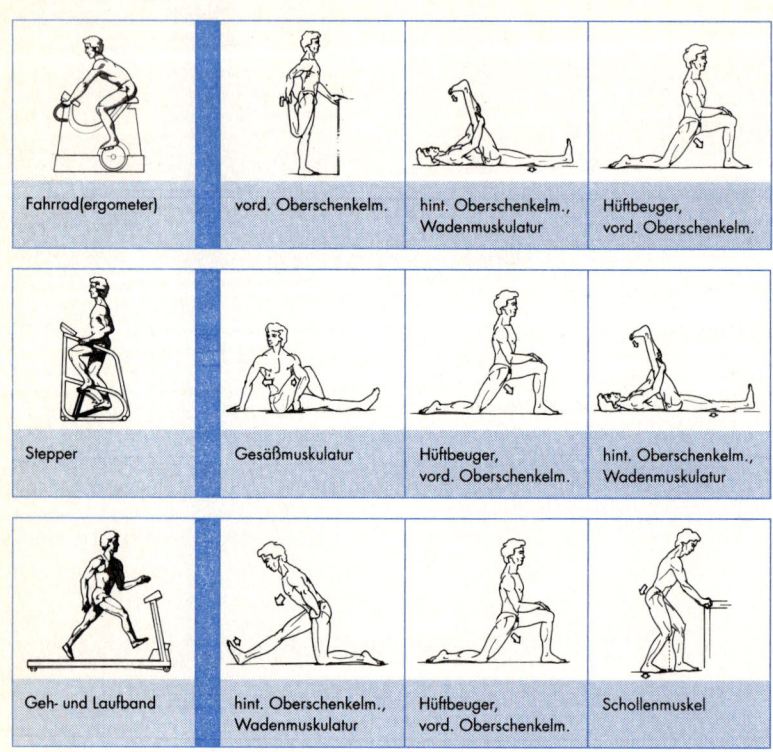

Fahrrad(ergometer)	vord. Oberschenkelm.	hint. Oberschenkelm., Wadenmuskulatur	Hüftbeuger, vord. Oberschenkelm.
Stepper	Gesäßmuskulatur	Hüftbeuger, vord. Oberschenkelm.	hint. Oberschenkelm., Wadenmuskulatur
Geh- und Laufband	hint. Oberschenkelm., Wadenmuskulatur	Hüftbeuger, vord. Oberschenkelm.	Schollenmuskel

Dehnprogramm
nach dem Ausdauertraining

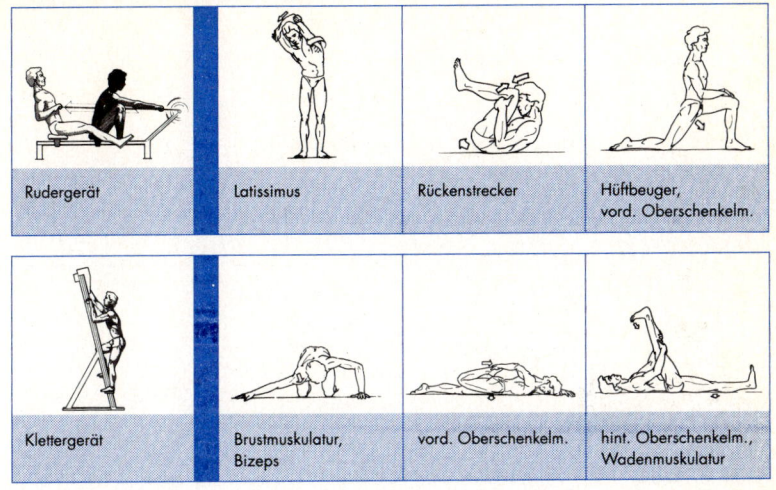

Rudergerät	Latissimus	Rückenstrecker	Hüftbeuger, vord. Oberschenkelm.
Klettergerät	Brustmuskulatur, Bizeps	vord. Oberschenkelm.	hint. Oberschenkelm., Wadenmuskulatur

Circuit-Variationsprogramm

Vorbereitendes Dehnen			
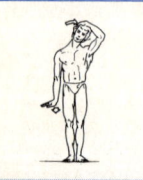	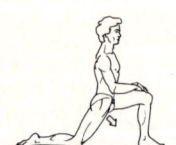	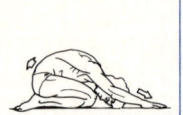	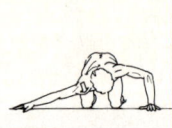
Schulter-, Nacken-muskulatur	Hüftbeuger	Rückenstrecker	Brustmuskulatur
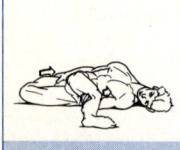	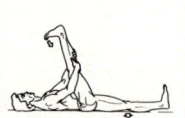	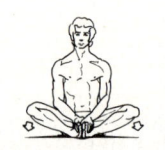	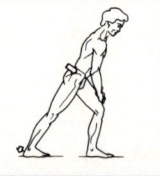
Vordere Ober-schenkelmuskulatur	Hintere Ober-schenkelmuskulatur	Adduktoren	Wadenmuskulatur

Kräftigung			
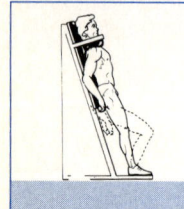	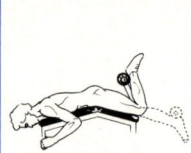	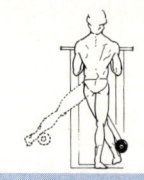	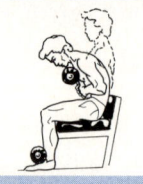
Hackenschmidt	Beinbeuger	Hüftpendel-Gesäßtraining	Bauchtrainer sitzend
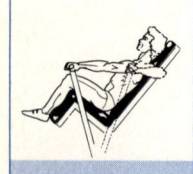	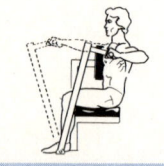	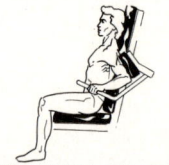	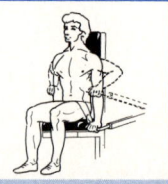
Bankdrücken abwärts	Ruderzug	Pull-over	Dips

Circuit-Variationsprogramm

Vordere Ober-schenkelmuskulatur	Hintere Ober-schenkelmuskulatur	Gesäßmuskulatur	Hüftbeuger
Brustmuskulatur	Rautenmuskulatur	Latissimus	Trizeps

Basis-Dehnprogramm

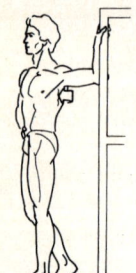

Vorrangig gedehnte
Muskulatur:
Brustmuskulatur,
Deltamuskel
(vorderer Anteil)

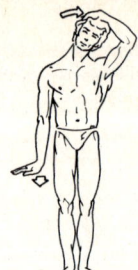

Vorrangig gedehnte
Muskulatur:
Seitl. Halsmuskulatur,
Kapuzenmuskel
(oberer Anteil),
Schulterblattheber

Vorrangig
gedehnte
Muskulatur:
Untere und
tiefe
Rücken-
muskulatur

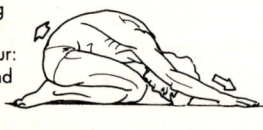

Vorrangig gedehnte
Muskulatur:
Hüftbeugemuskulatur,
Gerader Ober-
schenkelmuskel

Vorrangig gedehnte Muskulatur:
Hintere Oberschenkelmuskulatur,
Gesäßmuskulatur, Zwillingswadenmuskel,
Schollenmuskel

Vorrangig gedehnte Muskulatur:
Zwillingswadenmuskel,
Schollenmuskel

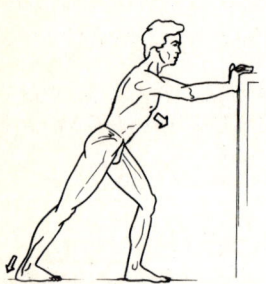

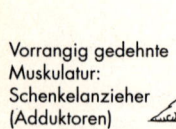

Vorrangig gedehnte
Muskulatur:
Schenkelanzieher
(Adduktoren)

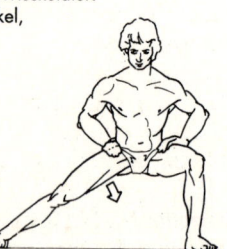

Vorrangig
gedehnte
Muskulatur:
Vordere
Oberschenkel-
muskulatur

Literaturhinweise

Anderson, B.: Stretching. Waldeck-Dehringhausen 1982.

Appell, H. J./Stang-Voss, Chr.: Funktionelle Anatomie. München 1986.

Brenke, H./Dietrich, L./Berthold, F.: Trainingsmethodische Hinweise zur Vermeidung von Schäden am Stütz- und Bewegungsapparat. In: Theorie und Praxis der Körperkultur 35 (1986), 1, 56–63.

Dietrich, L./Berthold, F./Brenke, H.: Muskeldehnung aus sportmethodischer Sicht. In: Medizin und Sport 25 (1985), 2, 52–56.

Eggli, D.: Maßvolles Training: Einsatz isokinetischer Systeme. Aus: Muskuläre Rehabilitation. Erlangen 1987, 117–124.

Ehlenz, H./Grosser, M./Zimmermann, E.: Krafttraining. München–Wien–Zürich 1991.

Freiwald, J.: Prävention und Rehabilitation im Sport. Reinbek bei Hamburg 1989.

Freiwald, J.: Aufwärmen im Sport. Reinbek bei Hamburg 1991.

Freiwald, J.: Fitness für Männer. Reinbek bei Hamburg 1991.

Froböse, I./Lagerstrøm, D.: Muskeltraining in Prävention und Rehabilitation nach modernen wissenschaftlichen Prinzipien. In: Gesundheitssport und Sporttherapie 7 (1991), 1, 12–13 Teil 1. Teil 2: 2, 9–11.

Gunnari, H./Evjenth, O./Brady, M. M.: Allround Fitness. Reinbek bei Hamburg 1989.

Hollmann, W./Hettinger, Th.: Sportmedizin. Stuttgart–New York 1990.

Hoster, M.: «Stretching» versus «konventionelles Dehnen». In: Sporttherapie 5 (1989), 3, 5–6, Teil 1. Teil 2: 1989, 4, 7–9.

Kendall, F./McCreary, E.: Muskeln – Funktionen und Test. Stuttgart–New York 1988.

Knebel, K.-P.: Fitnessgymnastik. Reinbek bei Hamburg 1992[2].

Knebel, K.-P.: Funktionsgymnastik. Reinbek bei Hamburg 1992[10].

Konrad, P./Froböse, I./Lagerstrøm, D.: Testung in Fitness- und Gesundheitsstudio– «das DVGS-Test- und Trainingssystem für individuelle Kundenbetreuung». In: Sporttherapie 5 (1989), 3, 7–10 Teil 1. Teil 2: 5, 12.

Konrad, P./Trunz, E./Froböse, I./Lagerstrøm, D.: Software –«DVGS-Test- und Trainingssystem». Köln–Kaiserslautern 1992.

Lagerstrøm, D.: Sport ein echter Gesundheitsfaktor? In: TW Sportmedizin 1 (1989), 7–8.

Lagerstrøm, D.: Meinungen. In: Bodylife Nr. 17 (1992), 42–44.

Lautenschläger, F./Hamm, M./Lagerstrøm, D.: Wellness – die neue Fitness. München 1987.

Letuwnik, S./Freiwald, J.: Fitness für Frauen. Reinbek bei Hamburg 1991[2].

Marées, H. de: Sportphysiologie. Köln–Mülheim 1981.

Preibsch, M./Reichardt, H.: Schongymnastik. München–Wien–Zürich 1990.

Schober, H./Kraft, G./Wittekopf, G./Schmidt, H.: Beitrag zum Einfluß verschiedener Dehnungsformen auf das muskuläre Entspannungsverhalten des M. quadriceps femoris. In: Medizin und Sport 30 (1990), 3, 88–91.

Sölveborn, S. A.: Das Buch vom Stretching. München 1983.

Spring, H./Illi, U./Kunz, H.-R./Röthlin, K./Schneider, W./Tritschler, T.: Dehn- und Kräftigungsgymnastik. Stuttgart–New York 1986.

Tönnes, A./Glasmacher, S.: Die Auswirkungen eines 12monatigen Trainings einer ambulanten Herzgruppe in einem Fitneß-Center. Dipl.arbeit in Vorbereitung. Köln 1992.

Trunz, E.: Apparatives Muskeltraining – Gerätekunde. In: Gesundheitssport und Sporttherapie 7 (1991), 4, 12–13.

Trunz, E.: Gezielte Dehnungsübungen. In: Bodylife Nr. 17 (1992), 32–40.

Trunz, E.: Verein und/oder Fitness-Studio. In: Herz Sport & Gesundheit 9 (1992), 2, 16–17.

Weineck, J.: Optimales Training. Erlangen 1985.

Weineck, J.: Sportbiologie. Erlangen 1988.

Wydra, G./Bös, K./Karisch, G.: Zur Effektivität verschiedener Dehntechniken. In: Dt. Zeitschrift für Sportmedizin 42 (1991), 9, 386–400.

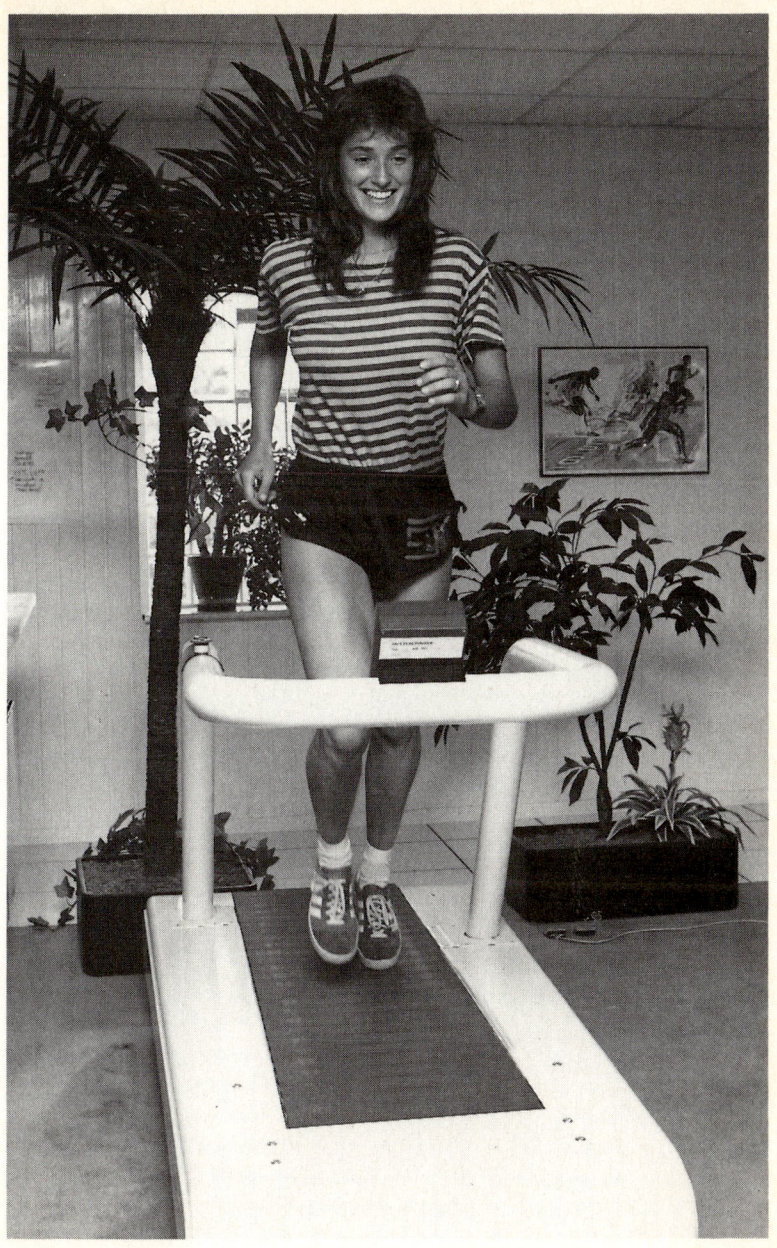

Die Autoren

Elmar Trunz, Jahrgang 1959, ist Diplom-Sportlehrer. Er verfügt über vielfältige Erfahrungen im Betriebssport, Fitness- und Gesundheitssport, in der Betreuung von Berufssportlern sowie im Rehabilitationssport. Er arbeitet seit 1993 als Projektleiter im Kölner Institut für Prävention und Nachsorge (IPN). Daneben ist er als Referent für zahlreiche Verbände und Fortbildungsinstitutionen sowie als Redakteur der Fachzeitschrift «Bodylife» tätig.

Dr. phil. Jürgen Freiwald, Jahrgang 1957, ist Sportwissenschaftler und arbeitet an der orthopädischen Universitätsklinik in Frankfurt. Er beschäftigt sich seit vielen Jahren besonders mit präventiven und rehabilitativen Maßnahmen in Sport und Medizin. Als Inhaber eines Fitneß- und Gesundheitszentrums konnte er viele praktische Erfahrungen sammeln. Neben vielen wissenschaftlichen Veröffentlichungen ist er im Sportbuchbereich einer der meistpublizierten Autoren.

Peter Konrad, Jahrgang 1958, ist Diplom-Sportlehrer und arbeitet an der Deutschen Sporthochschule Köln an seiner Dissertation; er beschäftigt sich hauptsächlich mit Fragen der Trainingslehre und Kraftdiagnostik. Er hat mehrere Jahre in einem Fitness-Studio gearbeitet. Seit 1988 Referententätigkeit zu gesundheitssportlichen Themen, außerdem Leiter der Arbeitsgruppe «DVGS-Test-Trainingssystem» (EDV-Programm für gesundheitssportliche Institutionen) im Deutschen Verband für Gesundheitssport und Sporttherapie e.V.

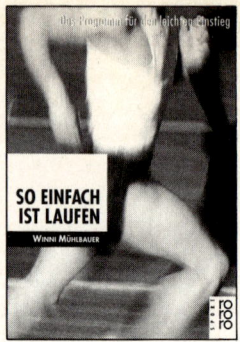

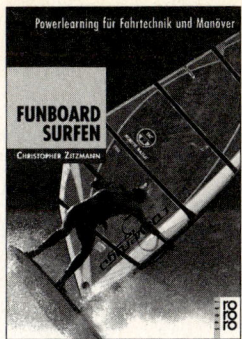

Doping *Von der Forschung zum Betrug*
von Brigitte Berendonk
(sport 8677)

Handbuch Sportlerernährung
von Kurt-Reiner Geiß und Michael Hamm
(sport 8672 / Großformat)
Der Sportmediziner Dr. Kurt-Reiner Geiß und der Ernährungswissenschaftler Prof. Dr. Michael Hamm erläutern in diesem Standardwerk zur Sportlerernährung das sportmedizinisch und ernährungspsychologisch gesicherte Wissen. Erstmals werden Berechnungsmodelle zum individuellen, leistungsbezogenen Kalorienverbrauch und zur Nährstoffverteilung für viele Sportarten geboten.

Sportspsychologie
Vollständig überarbeitete und erweiterte Neuausgabe
von Hans Eberspächer
(sport 19405)
Dieses Buch bietet praktische Orientierungshilfen im gesamten Bereich der Sportpsychologie. Über ein system- und handlungstheoretisches Modell des Person-Umwelt-Bezugs werden Grundfragen erschlossen sowie sportpsychologische Ansätze eingeordnet. Dabei erleichtern zahlreiche Fotos den Einstieg in ein Fach, das sich mit einem faszinierenen Bereich sozialer Wirklichkeit in unserer Gesellschaft beschäftigt.

Sportmedizin
von Peter Markworth
(sport 17049)

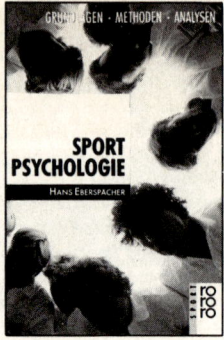

Fitnessernährung *Ratgeber für die Sportpraxis*
von Michael Hamm
(sport 18648)

Ausdauerprogramme *Erfolgstraining für alle Sportarten*
von Kuno Hottenrott und Martin Zülich
(sport 19449)
In diesem Buch werden erstmalig wissenschaftlich fundierte Programme für alle Ausdauersportarten in leichtverständlicher und anschaulicher Form präsentiert.

rororo sport wird herausgegeben von Bernd Gottwald. Ein Gesamtverzeichnis der Reihe finden Sie in der *Rowohlt Revue.* Vierteljährlich neu. Kostenlos in Ihrer Buchhandlung.

Rowohlt im Internet:
http://www.rowohlt.de